診療報酬まるわかり

小児の入退院支援と
訪問看護 実践ガイド

著・梶原　厚子
萩原　綾子
又村あおい

へるす出版

は じ め に

　平成 30 年度は 6 年に 1 度の診療報酬・介護報酬・障害福祉サービス等報酬のトリプル改定になることから，医療と介護にかかわる制度の一体改革にとって大きな節目であり，将来の医療および介護サービスの提供体制の確保に向けた内容が検討されました。そのうえで平成 30 年度診療報酬改定の基本方針には『我が国は，国民皆保険や優れた保健・医療システムの成果により，世界最高水準の平均寿命を達成し，超高齢社会が到来している。100 歳以上人口も 6 万人を超えており，こうした状況を踏まえて，人生 100 年時代を見据えた社会の実現が求められている』とうたわれています。小児医療，福祉，教育，保育などに携わる私たちは，子どもたちが 100 年生活できる社会を築いていくという認識をもたなくてはならないと考えます。

　それでは，病気や障がいとともに成長・発達していく子どもたちは，彼らの社会でどのように過ごし，感じているのでしょうか。

　　「5 年生のキャンプに行けないとね，キャンプのときに寂しいだけじゃないんだよ。
　　　　　　　グループに分かれて準備をしているときも，
　　　　終わって作文を書いているときも，学校のなかで，ずうっと寂しいんだよ」

　小学校 5 年生の宿泊教室に，医療的ケアが理由で参加できない男の子は，こんなふうに説明してくれました。

　人生が 100 年もある現代でも，子どもたちの 1 年間は特別です。今年のキャンプと来年の修学旅行は同じ経験ではありません。だからこそ，この 1 日を大切に積み重ねて 365 日にしていけるように，私たち大人が理解してかかわる必要があると思っています。そして，子どもたちが，社会のなかで「子どもらしい生活が送れるように」私たちは支援したいと考えています。

　病気や障がいとともに成長・発達する子どもたちを支えるためには，医療，福祉，教育，保育などにかかわる多職種チームが，知恵を出し合い，経験を生かし，工夫する必要があります。

　本書は，それぞれの現場で子どもたちとその家族を支えてきた 3 名の筆者が，熱いディスカッションを繰り返し行いながら，完成に至りました。違う立場を共有するなかで，新しい気づき，目指す方向性がみえてきた私たちは，多職種チームで取り組むべきことを強く感じ，本書の完成とともに新たなスタートラインに立ったと感じています。

　　「わたしが大人になって，初めてお給料をもらったら，少し分けてあげるからね」

　病気や障がいや，医療的ケアがあっても，社会の一員として働く将来を描けている女の子の目は輝いていました。

　みなさんにとって，頼もしい彼らの将来を支えることができる一冊となるよう期待しています。

平成最後の夏の終わりに
著者を代表して

萩原　綾子

著 者 略 歴

梶原　厚子　かじわら　あつこ

株式会社スペースなる　代表
Tama ステーションなる訪問看護事業，Tama ステーション福々研究研修事業
医療法人財団はるたか会　非常勤看護師

済生会宇都宮病院付属看護専門学校卒業後，済生会宇都宮病院付属栃木県救命救急センター，
獨協医科大学越谷病院（現獨協医科大学埼玉医療センター），愛媛大学医学部附属病院勤務を
経て，1996 年株式会社クロス・サービス福祉事業部ケアサポートまつやま入社。同法人にて，
2000 年訪問看護ステーションほのか，居宅支援事業所開設，2009 年ほのかのおひさま児童
デイサービス開設。2012 年医療法人財団はるたか会統括看護管理者。2018 年より現職。

萩原　綾子　はぎわら　あやこ

地方独立行政法人神奈川県立病院機構 本部事務局人事部看護担当部長
聖路加国際大学臨床教授／小児看護専門看護師

聖路加看護大学（現聖路加国際大学）看護学部看護学科卒業後，聖路加国際病院小児科外来，
聖路加看護大学（現聖路加国際大学）小児看護学研究室助手（現助教）を経て，2001 年より
神奈川県立こども医療センター。2002 年小児看護専門看護師認定。同センター病棟，外来，
地域医療連携室，看護教育科などの看護スタッフを経て，看護管理者として勤務。2017 年 4
月より現職。

又村あおい　またむら　あおい

全国手をつなぐ育成会連合会政策センター委員
公益社団法人日本発達障害連盟の機関誌『JL ニュース』編集長，『発達障害白書』編集委員

成城大学法学部卒業。2007 ～ 2014 年 3 月社会福祉法人全日本手をつなぐ育成会機関誌・情
報誌『手をつなぐ』編集委員。2011 ～ 2014 年 3 月同育成会政策研究開発センター委員。
2015 年 4 月より全国手をつなぐ育成会連合会政策センター委員，公益社団法人日本発達障害
連盟『JL ニュース』編集長。2015 年 7 月より同育成会連合会機関誌『手をつなぐ』編集委員，
2015 年 12 月より同福祉連盟『発達障害白書』編集委員。

Contents

イントロダクション

鼎 談

平成 30 年度，診療報酬・介護報酬・障害福祉サービス等報酬のトリプル改定から
みえてくる子どもの地域包括ケア；医療・訪問看護・介護・福祉・教育の連携… 2

第 I 章　基礎知識

A　社会保障制度と診療報酬

1．わが国における社会保障制度 ……………………………………… 18
2．診療報酬とは ……………………………………………………… 22
3．看護における診療報酬とは ……………………………………… 23

B　障害福祉サービスなどの報酬の仕組み

1．障害福祉サービスの概要 ………………………………………… 26
2．障害福祉サービス報酬の仕組み ………………………………… 29
　　コラム　障害支援区分 …………………………………………… 29
3．平成 30（2018）年度の報酬改定 ……………………………… 30

第 II 章　入退院支援と報酬

1．入退院支援とは …………………………………………………… 32
2．平成 30（2018）年度改定の内容 ……………………………… 37
3．小児看護における入退院支援とは ……………………………… 43
4．地域との連携強化 ………………………………………………… 44

第 III 章　訪問看護と報酬

1．訪問看護とは ……………………………………………………… 48
2．訪問看護制度のあらまし ………………………………………… 48
3．訪問看護ステーションの利用と診療報酬 ……………………… 48
4．小児訪問看護の利用による診療報酬算定 ……………………… 50
5．小児の訪問看護に期待が高まる理由 …………………………… 55

6．小児の訪問看護には「ケアマネジャー」が不在 ………………………… 58

7．医療的ケア児を支える相談支援体制；
相談支援専門員と医療的ケアコーディネーター養成 ………………… 59

8．医療的ケア児も利用可能な療養通所介護・小規模多機能型サービス …… 63
コラム 医療型短期入所事業所開設支援 …………………………………… 64

9．訪問看護を必要としている子どもたち ………………………………… 65
コラム 重症心身障害児（者）および医療的ケア児に関する在宅レスパイト事業
（東京都・市区町村の取り組み） …………………………… 66

10．子どものケアプランの特徴 ……………………………………………… 66
コラム 訪問看護情報提供療養費 …………………………………………… 67

11．医療的ケア児の増加で地域は看護師を求めています ………………… 68

12．広がる看護職員の子育て支援職域 ……………………………………… 70

第Ⅳ章　福祉・介護と報酬

1．医療的ケア児と重症心身障害児 ………………………………………… 76

2．各種加算設定の対象となった医療的ケア児 …………………………… 76
コラム グループホームにおける医療的ケアの提供 …………………… 77

3．小児慢性特定疾病児の日常生活用具 …………………………………… 80
Q&A 障害者手帳がないと福祉サービスは使えないの？ ……………… 81
Q&A いわゆる「3号研修」ってなんですか？ ………………………… 82

4．医療的ケアのある人の地域生活を支える福祉サービス ……………… 82

第Ⅴ章　事　例

■ NICU に入院している子どもの退院支援から訪問看護，就学以降まで

Ａちゃん：先天性心疾患，喉頭・気管軟化症の生後 10 か月児を通して ……… 86

■ 訪問看護で出会う子どもたち

Ｂちゃん：養育困難な状況にある乳児 ……………………………………… 105
Ｃちゃん：低酸素脳症で脳性麻痺の重症心身障害児 …………………… 106
Ｄちゃん：通学を希望している脳腫瘍の小学生の男子 ………………… 107
Ｅちゃん：染色体異常で短命と告げられた乳児 ………………………… 108

イントロダクション

鼎談

平成30年度，診療報酬・介護報酬・障害福祉サービス等報酬のトリプル改定からみえてくる子どもの地域包括ケア
― 医療・訪問看護・介護・福祉・教育の連携 ―

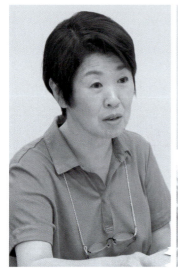

司会 梶原 厚子
株式会社スペースなる
（訪問看護師）

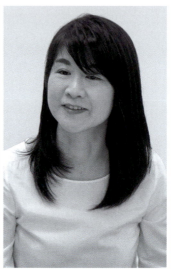

萩原 綾子
神奈川県立病院機構本部事務局
（小児看護専門看護師）

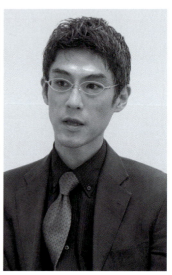

又村あおい
全国手をつなぐ育成会連合会
政策センター委員

地域包括ケアシステムが子どもへと広がりをみせている

梶原 まずは，又村さんから地域包括ケアシステムの概略を説明してください。

又村 年齢を重ねて高齢期を迎えても地域で介護を受け，理想をいえば地域のなかで亡くなっていくことを実現するための仕組みとして構築されてきたのが地域包括ケアシステムです（**図1**）。そのアイテムは4つあって（医療，介護，住まい，介護予防あるいは生活支援），概ね中学校区ぐらいに整備され，その全体を取り仕切る相談機能が地域包括支援センター，個別のケアプラン作成はケアマネジャーが担います。

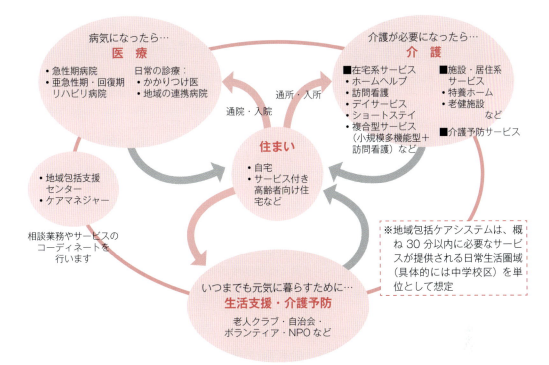

図1　地域包括ケアシステムの姿
（厚生労働省：地域包括ケアシステム．を参考に作成）

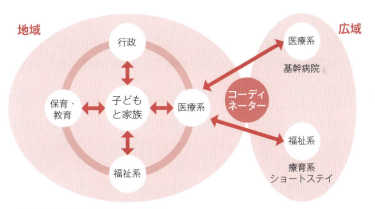

図2　子どもの地域包括ケア
（厚生労働省：小児在宅医療分野．平成29年度在宅医療関連講師人材養成事業，2018．を参考に作成）

　近年，この4つのアイテムは，要介護状態や認知症の人だけでなく，子ども，とりわけ医療的なケアが必要な子どもにも必要なのではないか，ということで，「子どもの地域包括ケア」という考え方が広がりをみせています（**図2**）。

　地域包括ケアシステムの場合，4つの「助」（自助・互助・共助・公助）についての考え方と関係性を理解することが大切なのですが，こういった考え方は小児医療や医療的ケア児の支援にはなじみがありません（**表1**）。共助といっても，「それは無理」となる。

表1　4つの助（自助・互助・共助・公助）

【自助】	自分自身でできること，例えば，介護予防，あるいは要介護状態に備えて住宅をあらかじめフルフラットにしておくなど
【互助】	属人的に顔と顔が見える間柄の助け合い。隣近所や友達など，ごく近い関係性のなかで，「私，病院に行くけど，一緒に車に乗っていく？」や「庭草を刈るぐらいだったらやりますよ」と言って実行してくれる。
【公助】	介護保険や医療保険，障害福祉サービスなど，公的な仕組のこと。
【共助】	最近の新たな視点。隣近所の助け合いだが，地域全体で，例えば自治会が「地域に要介護状態・要支援状態で困っている高齢者がいたら，「自分たちでできることだったらお手伝いしますよ」という，住民相互の助け合い活動がやや組織化された仕組み。平成27（2015）年の介護保険法改正において強く打ち出されている。

梶原　高齢者はそこで長く生きてきた歴史があるから共助も生まれやすいけれど，子どもの場合，そういったものが薄い。子ども・子育て支援制度がそれにあたりますでしょうか。

又村　ご多分に洩れず今までの子育て施策も縦割りだったわけですが（例えば幼稚園が文部科学省で，保育所が厚生労働省），「各地域でうまくやってください」といわれていた学童保育を制度のなかに位置づけてバックアップするなど，子ども・子育て支援制度に関していえば，どちらかといえば公助の強化だと考えています。医療的ケア児からは離れますが，子ども食堂の取り組みは共助に相当するでしょう。ファミリーサポートセンターは，子育て支援のボランティア活動を制度化したものです。

萩原　病院を中心に小児看護をやってきた経験からすると，「子どもの地域包括ケアって何？」というのが率直な感想です。

　子どもの地域包括が何かを考えられないと，ケアシステムまでたどり着かない。小児医療は今まで，在宅を含めて，NICUを中心に光を当ててきましたが，そろそろその舵を切り替えないといけない。

　自宅から遠い病院のNICUに入った子どもが退院するといったときに，今の地域包括ケアシステムでは3段階ぐらいずれている気がします。それなら，遠方のNICUから地域の基幹病院に転院するのがベストかというと，それも2段階ぐらいずれている。遠くに入院する理由がある子どもを，どうやって安全に地域につないでいくかということを，もう少し丁寧に考える必要があります。

　子どもの場合は，生まれつきの病気と地域で生活していたなかでの病気と，大きく2つに分かれます。今までは，例えばNICUが満床なので，小児病棟に入った赤ちゃんは，NICUと同じサービスを受けられない現状がありました。NICUも，医療的ケア児も，重症心身障害児も，小児がんも，心疾患も，病気の子どもをイメージして地域包括ケアを考えていくと，住み慣れてはいないけれど，その場所で成長していくことになります。そうなると，地域に根付いていない若い家族などの場合は，けっこう病院の近くに引っ越すわけです。

　だけど，そもそも自分たちが居心地がよいと感じる場所で生活していける仕組みをつくれるとよいと思うんです。

　例えば，在宅人工呼吸器をつけた子どもが退院するときに，隣近所と接点がなく過ごしていた家族が，しばらくするとママ友が一緒に外来に来るようになったりします。次に，幼稚

園の送り迎えのバスのところまで姉を連れていってくれる人が近所にいることがわかり，そうこうしているうちに，呼吸器がついている子どものことも一緒にママ友がみてくれるようになるのは，互助の発想です。ただ，それを退院のときから進めることは無理です。医療者と母親が手一杯になってやっていたことを，最初から「ご近所の人と一緒にやりましょう」というのは，かなりずれた考えです。

生まれつき病気の子どもは何回にも分けて治療を行い，病気とともに生きていくという特徴があるので，高齢者より医療の比重が大きくなります。

又村 高齢者介護の地域包括ケアシステムは中学校区です。これを NICU から退院する子どもを対象にしたとすると，システム維持のためには圧倒的に数が少ない。地域包括ケアシステム構築は財源を投入して整備する施策ですから，対象者の数が一定以上ないと成り立たない。高齢者介護のケアシステムと同様のことを，同じエリア割で行うのは難しいわけです。

それなら相乗りすればいいんだけど，高齢者ケアの仕組みでは足りないもの，マッチしないものが出てくる。子どもだからこその視点によるシステムが必要になります。

萩原 小児医療そのものの対象者が少ないから集約化しようとしているわけで，それを「地域に分けましょう」ということ自体に無理があるけれど，病気の子どもたちも徐々に，ある時点からは集約化ではなくなると思うんです。医療は集約化せざるを得ないけれど，それ以外は地域で分けるとか，普通に小学校に行く子どもが増えるとか…。

おそらく昔は，障害のある子どもは，誰かにずっと介護されて生きていくというイメージで設定されていたと思うんですが，今は，その人たちにも仕事をしてもらうという考えです。

そうすると，例えば心臓病の子どもなどはチャンスだと思うんです。企業に就職するスキルをもつために，しっかりと学んでおく必要があります。人とコミュニケーションを取って，自分の病気を理解しつつ仕事をして，収入を得る。そうなっていくためにも地域で生きていく必要があります。

治療の途中で転院するのは難しいから，治療する病院を変わる以外の部分でも地域包括ケアが成り立つような仕組みをつくるほうがいいんでしょうか。

梶原 そこも狙って入退院支援の加算になったのかもしれません。

萩原 そうなって改めて気づかされたのは，子どもに対して入院のオリエンテーションをしっかりとやってこなかったということ。家族に対しては，「忘れ物がないように」とか，「子どもにどうやって病気のことを説明しますか」「ご飯は何時までに食べ終わってください」など説明はしてきました。今回の入退院支援の加算で，ぜひ子どもを含めた入院のオリエンテーションに力を注いでほしいです。

そうすることで子どもたちは，なぜ自分はこの検査を受けなければならないのか，どうしてこの病気とともに生きていかなければならないのか説明を聞く機会ができます。

又村 例えば，疾病もしくは障害とともに生きていくことになった場合，「今回の入院は◎◎という目的で××ということをします。それが終わって△△になったら，また地域で暮らすけれど…」など先を見据えての理解を促すことができる。自分で認識してもらうことは，地域包括ケアシステム的にいうと自助の部分を含んでいます。

萩原 自助をどう強めるかが小児医療では非常に大切で，彼らが育っていく仕組みをつくっていかないと。勝手には育たないわけですから。

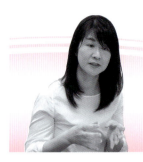

子どもの入退院支援は，医療と福祉と教育がタッグを組まないと成り立たない

梶原　地域包括ケアの考え方自体は，子どもたちにも生かされていく，大事な部分だということですね。

又村　NICUから退院する子どもたちの地域包括ケアシステムというのは，正直なところリアリティがないと思っていました。でも，「病気になったら医療」というのが高齢者介護の世界では中学校区で完結となっているけれど，医療的ケア児の場合，専門的な医療のエリアを広げるなど少しアレンジしたシステムにすれば，「子どもの地域包括ケア」というのは十分あり得るというか，進めていかなければならないと反省しました。

梶原　例えば，気管切開孔を閉じていく段階になったとき，鼻のケアでわざわざ大きな病院に行かなくても，地域の耳鼻科で診てもらえるようになるといいですよね。気道の評価や治療方針の決定や，外来の通院・入院が必要な場合には専門性の高い病院に集約して診てもらう。そして，そのようなときに必要な支援を，病院看護師と訪問看護師の情報を合わせて進めていけるのが理想です。

診療報酬に医療となじみのない項目が入ってきた

梶原　次に，診療報酬についてです。

萩原　平成30（2018）年度に診療報酬・介護報酬・障害福祉サービス等報酬のトリプル改定がありました。今までは事務局長をはじめ施設経営に直接携わる立場の人たちが診療報酬にかかわってきましたが，多くの関係者が「診療報酬」と言い出したのはここ最近です。看護管理の担当者がかかわるようになってきたのも大きいです。今では，情報をきちんと収集し，自分たちの病院が4月からどうなるかを考え，改定によって自分たちにどんな影響があるかを，皆で議論するようになっています。

　点数は1点10円が一律で決まっていて，日本の場合は皆保険なので，すべての人がこの1点10円の計算でいろいろな医療を受けることができるのが診療報酬の大きな特徴です。2年に1回，診療報酬の改定があるので（介護報酬は3年に1回），国の方向性が2年ごとに変化していくという状況にあります。

梶原　国としては2025年問題に向けて進めているから，そのなかで地域包括ケアシステムに子どもたちを巻き込んで，診療報酬も変わっていくという流れだといいですよね。

萩原　待っていても，国が自主的に子どものことを考えてくれるかというと難しい面があります。それこそ周りに子どもがいないから，身近なものとしてとらえにくい。自分の子どもや孫が病気になって初めて，「こんなところに子どもの専門病院があるんだ」「こういうふうに働いている人たちがいるんだ」といわれるくらい小児医療というのは身近ではない。なので，

制度が子どもたちに合っているかどうかを私たちがしっかりとみていかないといけません。

又村 今回の報酬改定は障害福祉サービスも視野に入れていて，医師会がこれほどまでにバックアップしてくれたことはなかったといわれているぐらい。特に小児にかかわる関係者がその必要性をかなり訴えて，国のほうで政策的に小児医療が進むように報酬を設定しているのが，ここ数年の動きと理解しています。

萩原 私は診療報酬にかかわるようになって 10 年くらいですが，以前は，それが合っていようがいまいが仕方のないことだと思っていました。

　以前，自分が地域医療連携室のスタッフだったときに高齢者の退院支援加算ができたこともあって，NICU のデータを取り始めたら，日本看護協会の担当者がヒアリングに来られたんです。地道に小児に関する診療報酬について発表したり，取り組んでいたけれど，「私の知らないところで議論をしている人たちが，私たちのデータを使って話し合うんだ」というのが最初の目覚めでした。そしてそのときに，「データを持っている？」と声をかけられる人になろうと思ったんです。

梶原 やったね！（笑）。

萩原 今回，入退院支援加算にようやく NICU 以外の要件が加わりました。また，相談支援専門員との連携回数というような，医療の現場ではあまりなじみのない項目が診療報酬に入ったのは，小児の福祉と医療の人たちが共に進めてきた結果だと思います。もう絶対に医療だけでは無理で，子どもの場合は，医療と福祉と教育がタッグを組まないと成り立たない。

　でも，やっぱり小児は絶対的母数が足りないですよね，患者さんも，医療関係者も。高齢者とは規模が違う。

又村 0 が 2 つぐらい違いますね。高齢者は 10,000 人で，小児は 100 人みたいな。

萩原 だから，みんなでチーム力を結集する必要を感じています。

福祉系の相談支援専門員と 医療のコーディネーターの連携がカギ

梶原 今回の報酬改定のなかで，入退院支援に関して，障害福祉サービスと訪問看護の仕組みが入ってきた点は評価できますね。

又村 報酬評価としては劇的ですよ。送り出す病院のほうで，相談支援専門員を招いて退院時カンファレンスをすることに対する診療報酬が特に評価されています。そして，病院に行く相談支援専門員側も連携加算が取れるようになりました。今までは，お金になろうがなるまいが，心ある相談支援専門員は病院に行っていたわけです。もちろん 1 円にもならなかった。それが今回，200 点，2,000 円つきました。

梶原 ケアマネジャーもそれくらいですね。

又村 それも 1 回だけでなく，最大で 3 回まで 2,000 円つくので，「タダ働きじゃありません。加算がつきます」と言えるようになったのは非常に大きい。

萩原 これは病院側にとってもすごく大きくて，高齢者医療では介護と一緒にやる仕組みがあったけれど，小児領域では初めて「医療以外の人と連携しなさい」ということが明確になりました。「相談支援専門員って何？」ということを，これから全国の小児医療関係者は勉

強して，この人たちが地域にいてくれるよう育成にも働きかけていってほしい。

それと，医療のコーディネーターも必要で，福祉系の相談支援専門員と医療のコーディネーターの連携が，これからカギになりますね。

梶原 相談支援専門員が来てくれたら，小児専門病院では請求できそうですか。

萩原 これに関しては，実績をみていくことになるので，多くやっているところと，全くやっていないところに分かれると思うんです。なので，やっているところはおそらく請求できるでしょう。まずは，そういう仕組みに変わっていくところに意味があるのかもしれません。

梶原 「相談支援専門員に声をかけたら，それが請求できるよ」ということが具体的にわかると声をかけると思うんです。

萩原 ただ，以前は NICU を基盤にした退院支援加算だったから，あくまでも医療ベースなんですが，今回，相談支援専門員とともに，入退院支援加算に虐待，生活困窮を理由とするものが入って，今までの小児医療にはなかった養育困難も入った。こうなると，今までの仕組みだけでは無理なので，地域情報に長けている人，養育に強い人にチームに入ってもらう必要があります。

梶原 入退院がスムーズになって，入退院支援加算が請求できることで，地域と交わっていこうと思う積極的な動機になりそうですね。

萩原 NICU のある病院は，ここを広げていくのがスタートだと思うんですけど，NICU のない病院でも加算が取れるようになったので，地域からの請求も増えていくでしょう。

梶原 二次圏域の病院へも行き来しやすくなるということですよね。

萩原 入退院支援を意識的にシステムのなかに組み込んでいくようになると思います。

梶原 そうなってほしい。

萩原 NICU がない病院の小児病棟の退院支援は，これをベースに進めていけば，枠組みとして非常にクリアになっていくと思うんです。

梶原 こういうことで実際に変わっていくからね。

萩原 最初のこの一歩が大事。それと，医療だけでなく，医療的ケア児以外でも要件として入ることは大きい。

梶原 小慢（小児慢性特定疾病）の子どもたちとか。

萩原 今までは医療デバイスがないと，なかなか診療報酬が配分されてきませんでした。

又村 例えばダウン症の子どもで，心臓の手術をして，NICU に入っていなくて退院をするけれど，知的障害があって，家族はこれからの養育に不安があるから支援を求めたいといった場合に，「相談支援専門員を呼ぼう」となるといいですよね。退院の段階から相談支援専門員とつながって，必要であれば地元の通園施設を利用したり，家族が心配であれば「ヘルパーを入れてみますか」と尋ねてみたりなど，このタイミングでできるのはありがたい。

萩原 「同居者の有無にかかわらず」という一文もあるから，施設に帰る子どもも該当する。ただ，私たちが気をつける必要があるのは，誰もかれも養育困難という理由で請求してはいけないということ。養育困難とは何なのか，コンセンサスを得るようにしていく必要があります。

今まで退院支援に該当しなかった人たちが，これで入退院支援の対象になるという気がしています。

梶原 高齢者は全員に退院支援があるように，子どもたちにも…。

又村 理想ですよね。

例えば，障害のある子どもの親が精神的に参っているけれど，退院の期日が迫っている…という場合，今までだったら「お母さん，がんばってね！」で退院させていたけれど，そういうときにもサポートを最初から入れることができるのはかなり大きい。

萩原 もう一つ，退院支援とつながっていると気づいたのが，情報提供が地域の学校などに出せるようになることです。カンファレンスだとハードルが高いけれど，情報提供を看護がやっていこうということは，この入退院支援の大きな流れのなかでメリハリがつけられる気がしています。

又村 実は相談支援専門員もそうなんです。医療機関への入院に際して，必要な情報を提供すると加算がつくようになったんです。「入院時情報連携加算」という名称で，同意を得たうえで医療機関が必要な情報を提供すると，月に1回，最大で200単位，2,000円の加算が取れます。

萩原 それと，計画加算の算定拡大があるから，介護側も病院側も少し対象が広がるのではないでしょうか。

梶原 訪問看護でいうと，今までは「市区町村に出しましょう」としていた情報提供書が，今回の改正で「市区町村の希望があったら」に変わりました。学校と病院への情報提供書は，家族の同意があったら診療報酬請求できるようになっています。ただし学校は，「入学または転学時に初めて在籍する月に限る」となっていて，もう少し頻回に情報提供できるとよいのですが，少し医療の情報が使えるように変えられています。

萩原 複雑なので，使いこなせるように整理しないといけないですね。

又村 地域から入院する場合，病院から地域に帰る場合，その両方に，しかもあらゆるプレイヤーに対して，今回の報酬改定では加算・報酬がついている。そういう政策的な狙いがみてとれます。

萩原 一つずつをみると，どうなのかと思っていたけれど，つなぎ合わせてみると，使いようによってはすごく広がる気がする。

梶原 入退院支援に報酬がついて，地域包括ケアに向かうけれど，集約的な医療はきちんと受けられて，地域で受けられるものはなるべく地域に渡して，ある程度治療が済んだ子どもは地域で育ち，就職していくというモデルに行き着くような報酬改定になっているということですね。

又村 福祉側としてそれを相談支援専門員にしっかり伝える必要があります。

萩原 相談支援専門員はカギになりますね。

小児の場合，誰がコーディネーターとして担当するのか折り合いがつかなかった。福祉側なのか，医療側なのか。いずれにしても数は足りないんだけど，まずは相談支援専門員となった。となると「医療側も必要だよね」となると思います。医療的ケア児はデバイスが多いので，そのときに相談支援専門員がしっかりと役割を果たしていないと，次につながらない。

梶原 相談支援専門員では今度，医療的ケア児等コーディネーター養成研修を受けると加算がつきます。また重症心身障害児者等支援者育成研修を受けてもつきます。2種類あるところがわかりにくい。

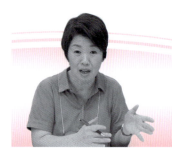

相談支援専門員の存在が明らかになって，どんどん声をかけられる存在になっていってほしい

又村 相談支援事業の報酬のなかに新設された各種の支援体制加算（要医療児者支援体制加算など）があって，基本的に国は医療的ケア児等コーディネーター養成研修を修了した場合に加算対象といっていますが，実際のところ一本化されなかったようにみて取れますし，各地の研修名称もさまざまですよね。

梶原 名称は複数あるものだと知ったうえで理解しないと整理されませんね。

・・・・・・・・・・・ 相談支援専門員にたどり着くには ・・・・・・・・・・・

萩原 そもそも相談支援専門員はどこにいるんですか。

又村 一般的には，障害福祉のサービス提供をしている事業所に付設される「相談支援事業所」にいて，通所の事業所や入所施設，グループホームなどの職員を兼ねていることが多いです。

萩原 市区町村にはいない？

又村 市区町村の職員で，ケースワーカーと呼ばれている人が相談支援専門員の養成研修を修了しているケースはけっこうあります。ただ，役所は支給決定をする立場なので，例えば，私が役所の障害福祉課にいたとして，いくら実務経験があって，相談支援専門員の研修を受けていたとしても，相談員としては振る舞えないんです。要するに，ここでいう加算の対象にはなれない。

梶原 週間スケジュールは書くんですか？

又村 支給決定をする側の人が週間スケジュールを書くとおかしなことになるから，禁止されているんです。

萩原 そうすると，病院側からいうと相談支援専門員にたどり着けないのでしょうか？

梶原 そこ大事！ 私はまったくたどり着けなくて，「そういう人，いたんだ」というくらい。私の知っている市や区には相談支援専門員のいる事業所が少なくて，出会ったこともなく，それで加算がつくといわれてもどこに連絡したらいいのか。以前働いていた地域では，平成15（2003）年ころから退院時には相談員（当時はこう呼んでいました）が必ず同席してくれましたので，地域差が大きいです。

萩原 事業所と関係がなければ，つながらないかもしれませんね。

梶原 だから，ヘルパーを使うとわかっていれば計画を立ててくれるところに頼むんだけど，「居宅介護は子どもには支給しません」といわれる市や区もまだ多くあります。

又村 もう一つは，市区町村が委託している相談窓口があって，そこにいる相談員の多くはこの相談支援専門員の研修を修了しているので，もし退院カンファレンスのなかで，すぐに福祉サービスの利用は見込みにくいけれど，加算は医療機関側としてはあったほうがいいとい

うことであれば，委託相談窓口の相談支援専門員を呼ぶというのは考えられる。

萩原 例えば「いつか使うかもしれない」ということで，今は児童相談所の人たちもカンファレンスに来てくれています。相談支援専門員もそのようなイメージですか？

梶原 委託相談は「計画相談がつくられていなくても相談にのらなければならない」という事業で，市区町村で予算をとっている地域もあります。それとは別に計画相談というのがあって，こちらはサービスを利用しないとお金にならない。

又村 今，委託相談の費用は市区町村から出ているので，年払いの委託費で運営されていますね。計画相談を併設しているケースもあります。

萩原 子どもの地域包括ケアを考えていくのに，やはり相談支援専門員がかなりキーパーソンになりますね。

梶原 相談支援専門員自体は養成されていますよね。でも，委託相談で気軽に電話をしてもいい人が何人いるかというと…。

又村 ちょっと心もとない。

梶原 今回診療報酬がついたことで，相談支援専門員の存在が明らかになってほしいし，どんどん声をかけられる存在になっていってほしい。

萩原 相談支援専門員が，NICU の人でも，養育困難な人でも，一緒にやっていける人であることが大事ですね。

医療的ケアだけでなく，福祉・保健・教育・保育も重要

梶原 では，医療的ケア児についてです。

又村 これまでは「医療的ケア児」という法律用語はなくて，児童福祉法のなかで，今回の改正で初めて，従来からいわれている重症心身障害とされる状態の子どもでなく，あくまでも「医療的なケアを多く必要な子どもへの支援が大事なんですよ」と法律に書いてくれたんです。児童福祉法第 56 条の 6 第 2 項（**表 2**）に「人工呼吸器を装着している障害児その他の日常生活を営むため医療を要する状態にある障害児」という表記があって，今，法律的に医療的ケア児というのは，これを指すことになります。なので，法律的には人工呼吸器を装着している子ども，日常生活を営むために医療が必要な状態の子どものうち，障害のある子どものことを「医療的ケア児」と呼んでいます。

　その意味でいうと「医療的ケア児＝ほぼ障害児」なんですが，厳密にいうと，若干漏れる子どももいる。例えば，多剤投与で感染症をデリケートにコントロールしている子どもの場合，知的障害はないし，身体も悪くない。薬を飲んでいるから，いずれ腎臓が悪くなるかもしれないけれど，今のところ大丈夫。そうなると，この定義でいう医療的ケア児から外れてしまう。

梶原 医療的ケア児に小慢は？

又村 含まれます。なぜかというと，児童福祉法における障害児の規定が「身体または精神に障害のある子ども，または小慢の子ども」という定義だからです。「手帳がなければいけない」とは書かれていない。それで，小慢を含めて障害児と呼んでいるわけです。なので，小慢

表2　児童福祉法に新設された第56条の6第2項

【改正の概要】
①医療的ケア児支援のため，地方自治体が保健・医療・福祉などの連携体制を整備する努力義務を負う
②市町村・都道府県が障害児福祉計画を定める

　児童福祉法　第56条の6第2項（新設）
　　地方公共団体は，人工呼吸器を装着している障害児その**他の日常生活を営むために医療を要する状態にある障害児**が，その心身の状況に応じた適切な保健，医療，福祉その他の各関連分野の支援を受けられるよう，**保健，医療，福祉**その他の各関連分野の支援を行う機関との連絡調整を行うための体制の整備に関し，必要な措置を講ずるように努めなければならない。

も取れないとなると厳しいんですけど，ほぼ99％はカバーすることになる。

梶原　医療的ケア児の概念が広がりましたものね。

又村　今回，なぜこの通知（医療的ケア児の支援に関する保健，医療，福祉，教育等の連携の一層の推進について）が出されたかというと，従来は医療的ケアがあるかないかではなくて，「重症心身障害」と呼ばれる，重度の肢体不自由と重度の知的障害が重複している状態であることを重視していたわけです。

萩原　大島分類ですね。

又村　それがここ何年かで，気管切開はしているけれど歩行機能は成長する子どもなどが増えてきて，その延長線上には，歩くことはできるけれどたくさんの医療的ケアが必要な子どもが出てきた。こうした時代の流れもあって，ようやくこの条文が入ったわけです。

　　ここで重要なのは，「地方公共団体は，医療的ケア児がその心身の状況に応じた適切な保健・医療・福祉，その他の関連分野の支援が受けられるよう，保健・医療・福祉，その他の関連分野の支援を行う機関との連絡調整を行うための体制の整備…に努めなければならない」のところで，努力義務ですけど，「してくださいね」となった。そして，「医療的なケアだけではなくて福祉も，保健も，教育も，保育も重要ですよ」ということです。

萩原　病気や障害のある子どもは，義務教育に関しては今までもかなり調整が必要でしたが，今回，保育も入っているのはかなり画期的です。地域を意識してくれている。

又村　この通知は子どもの地域包括ケアを考えるときには重要で，保育分野，教育分野も含めて，医療的なケアが必要な子どもでも教育ニーズに応えられるようになりますよ，連携ができるような施策をもってくださいね，となっている。

　　もちろん技術的助言ですし，お願いベースの文章ですから，これをもって直ちに義務的に実行させることはできませんけれど，このような動きになっていることは理解してもらいたいですね。

……　どうしたら連携できるのか？を報酬面からケア　……

萩原　今回の改定は，「どうやったら連携できるのか」を具体的に散りばめている感じです。

又村　連携のあり方を報酬面からケアしているのが，今回の報酬改定という気がします。

　　教育のほうは報酬改定よりも少し早く進んでいて，特別支援学校所属の看護師が地域の学

校を巡回して医療ケアを提供する事業などは一昨年から始まっています。特に肢体不自由部門を中心に地域全体で展開していくのを，文部科学省はモデル事業として行っていて，それなりのお金をつけている。もちろん，「まだ不足している」との指摘もありますが，全体のロケーションを考えたときには新しい風景をもち込んでいます。

萩原　子どもや家族にとっては，入学の年がどういった制度や仕組みなのかは人生を左右するから，待てないし，早くしてほしいと思うのは当然ですよね。呼吸器をつけながら，歩けたり，食べたりする子どもが現れてから，まだ20年経っていない。

又村　医療と障害福祉の報酬や仕組みの違いが運用を左右します。障害福祉サービスのほうが，医療報酬や医療機関における医療行為と比べると柔軟性があります。市区町村で「○○をやります，支給決定します」と決めさえすれば，できてしまう。いい意味で柔軟性に富んでいます。

萩原　役所の担当者は替わるし，退院時のカンファレンスで挨拶した人には会うことなく小学校入学を迎える，みたいなこともありますね。

梶原　そういうこともあって，相談支援事業所をもてば〔介護保険のケアマネジャーの事業所（居宅介護支援事業所）をもっていなくても〕，機能強化型訪問看護ステーションになれるように今回，改定されたんですよね。

萩原　訪問看護ステーションに相談支援専門員がいることになりますか？ 入退院支援カンファレンスに，訪問看護ステーションから相談支援専門員が来てくれたら一石三鳥くらいになりますね。

梶原　訪問看護ステーションに相談支援事業所が併設され機能強化されると地域啓発にもつながります。もしそのステーションでヘルパー（居宅介護）の事業所も運営されていれば，医療的ケアも発展していきます。

萩原　そこ，進めたいですね。訪問看護で小児に対応しているのは少ないかもしれないけれど，訪問看護ステーションをキーにしてもらうと非常に進めやすいです。

梶原　今までは療養通所介護をもっていないと，児童発達支援事業や相談支援事業などに踏み出しにくい形になっていたけれど，相談支援事業所でも機能強化型になれますよ，と。介護保険の居宅介護支援事業所でなくてもよくなったから，子どもをやっていくうえではかなりの前進。

萩原　病院としては訪問看護への依頼は定着しているから，やりやすいと思います。

梶原　訪問看護ステーションは人員を増やして経営を安定させ，相談支援専門員などの福祉職を雇用できるようになっていくといいですね。

萩原　小児に対応する訪問看護ステーションには，ぜひ相談支援専門員にいてほしいというのが，医療側からの明確なニーズです。

梶原　小慢の自立支援事業の相談支援事業や自立支援員だと対象エリアが広いですよね（図3）。でも，相談支援事業だと狭い範囲になると思うので，小慢の事業で広域をみて，相談支援事業所で近くのエリアをみて，担当者が変わってもそこをつなげる訪問看護ステーションが増えていくことを願っています。訪問看護ステーションが相談支援事業に参画することは広がりとしてはよいと思いますが，福祉のなかにあることがとても重要な気がします。

又村　理想ですね。やはり，キーパーソンは相談支援専門員。

【事業の目的・内容】
　　幼少期から慢性的な疾病にかかっているため，学校生活での教育や社会性の涵養に遅れがみられ，自立を阻害されている児童などについて，地域による支援の充実により自立促進を図る。
【実施主体】都道府県・指定都市・中核市
【国庫負担率】1/2（都道府県・指定都市・中核市1/2）
【根拠条文】児童福祉法第19条の22，第53条
【予算額】平成29年度予算額：922,784千円　→　平成30年度予算案：922,784千円（±0千円）

＜必須事業＞（第19条の22第1項）

相談支援事業

＜相談支援例＞
• 自立に向けた相談支援
• 療育相談指導
• 巡回相談
• ピアカウンセリング　など

小児慢性特定疾病児童自立支援員

＜支援例＞
• 関係機関との連絡・調整および利用者との橋渡し
• 患者個人に対し，地域における各種支援策の活用の提案　　　　など

＜任意事業＞（第19条の22第2項）

療養生活支援事業	相互交流支援事業	就職支援事業	介護者支援事業	その他の自立支援事業
例 • レスパイト （第19条の22第2項第1号）	例 • 患児同士の交流 • ワークショップの開催　　など （第19条の22第2項第2号）	例 • 職場体験 • 就労相談会　など （第19条の22第2項第3号）	例 • 通院の付き添い支援 • 患児のきょうだいへの支援　など （第19条の22第2項第4号）	例 • 学習支援 • 身体づくり支援　　　　など （第19条の22第2項第5号）

図3　小児慢性特定疾病児童自立支援事業

（厚生労働省：小児慢性特定疾病児童等自立支援事業の取組状況について．を参考に作成）

　　相談支援専門員がつくるケアプラン（サービス等利用計画）をもとに市区町村が支給決定をする段取りになっています。なので，役所に提出するケアプランが，ノウハウもよくわからず何の理解もしていないまま，「医療的ケアだし，とりあえず出しておけばいいか」で終わってしまうのか，それとも「この子はこれからは通所もしたいと思っているから，まずは外出のヘルパーさんが必要です」「親が気持ちの面で少し落ち込んでいるので，親へのサポートがないと子どもの医療的ケアが使えないから家事援助を使いたい」あるいは「まずは訪問型の児童発達支援で，そこから通所に行く」といったように具体的なストーリーをもって提出されるかによって対応が違ってきます。

　　支援の全体像がわかりにくく，ぼんやりした内容のケアプランを出されると市区町村も必要性の判断がつかず，支給決定が下りないことにつながります。

萩原　小児医療は以前，訪問看護につながりにくかったんです。でも，今，訪問看護はスタンダードで，医療側からすると，そこをキーステーションとして福祉などいろいろとつながっていくようになりました。訪問看護にたどり着けばよいということであれば，今まで連携してきた経緯があるし，看看連携も進んできています。そこがキーになっていくと，子どもの地域包括ケアはたぶんつながると思います。

　　とにかく，まずは相談支援専門員にたどり着いて，入退院支援加算を取って，訪問看護など小児に関係するいろいろなことが発展していく一歩を踏み出すしかない。

相談支援専門員や訪問看護のようなキーパーソン，キーステーションが地域を受け止めることで地域包括ケアシステムにつながっていく

イントロダクション

梶原 保育所（子ども・子育て支援事業）と児童発達支援事業所の両方でも相談支援をやってくれるといいですよね。

又村 地域の通い先の観点からいうと，それは最強の組み合わせ。

梶原 訪問看護もそこにあって，一緒にケア会議に呼ばれるなど，そこがペアで育ってくれるといい。

報酬自体は，小児に対してやりやすくなってきていると思うんです。6歳未満に対して訪問看護が1日1,500円の加算がつきました。

萩原 入退院支援加算に，さらに小児加算がつくようになりました。

梶原 子どもに手厚くしようと考えてくれているし，それが広がるように，報酬の仕組みを理解して請求できるようになっていってほしい。

萩原 最終的には，厚生労働省の地域包括ケアシステムのなかに小児が入り込む姿を思い描いていく必要がありますね。

又村 高齢者人口はいずれピークアウトするのが見えています。だけど，地域包括ケアの仕組み自体は「ピークアウトしたからやめます」というわけにはいかない。

そうなってくると，今の地域包括ケアシステムのアイテムもうまく使いながら，どこまでなら地域でできて，どこからは専門的なサポートが必要かということを考えなければならない。この地域包括ケアシステムのなかには精神障害者も入ってくる可能性があるし，医療的ケア児や，心疾患の子どもなども入ってくる。ゆくゆくはそれらがクロスオーバーせざるを得ないと思う。

そのときに大事なことは，入口が介護保険であれ，小児の入院であれ，精神科病院であっても，相談支援専門員や訪問看護ステーションのようなキーパーソンやキーステーションが地域を受け止めることによって地域包括ケアシステムにつながっていくということです。今回の報酬改定は，そこを目指していると思う。

梶原 地域包括ケアの相談の入口はいろいろあっても，地域にずっとあり続けるような事業所がキーステーションとなり，子どもがどこか遠くの病院に行っても，また帰ってきたら地域にしっかりと浸透させていくといったことを繰り返し，その子どもを見失わず支援を続けていけるような方向性が，今回の診療報酬・介護報酬・障害福祉サービス等報酬のトリプル改定ではみてとれるということがわかりました。

（了）

第 I 章

基 礎 知 識

社会保障制度と診療報酬

 ## わが国における社会保障制度

　わが国は今，世界一の超高齢社会を迎えているといわれています。具体的には，高齢化率（そのエリアに住む全人口のうち，65歳以上の人口が占める割合）が世界で最も高く，そのうえ高齢化率が上昇するスピードも世界に類をみない速さです。将来の超高齢社会を支えるために社会保障制度改革が行われており，医療・福祉すべての分野に方向性が示され，政策的な誘導が行われています（表Ⅰ-1・2）。

　このようななかで平成30（2018）年度の診療報酬改定は，介護報酬および障害福祉サービス等報酬と併せたトリプル改定であり，地域包括ケアシステムの構築に主眼をおいて，わが国に来るべき将来の医療・介護ニーズに備え，医療機能の分化，医療と介護の連携の推進，訪問看護の拡充，看取り体制の整備を推進する内容でした。

　平成30年度診療報酬改定の基本方針は，「人生100年時代を見据えた社会の実現」「どこに住んでいても適切な医療・介護を安心して受けられる社会の実現（地域包括ケアシステムの構築）」「制度の安定性・持続可能性の確保と医療・介護現場の新たな働き方の推進」です（表Ⅰ-3）。

　つまり，今後もさらに進んでいくと予想される高齢者が多数を占める社会のなかで，すべての国民が安心して，安定した医療・介護を受けられるようにするにはどうしたら

表Ⅰ-1　社会保障制度改革国民会議報告書を踏まえた各分野の方向性

子ども・子育て	・すべての子どもの成長を温かく見守り，支えることのできる社会へ ・子どもたちへの支援は，社会保障の持続可能性・経済成長を確かなものとし，日本社会の未来につながる。社会保障制度改革の基本。未来への投資 ・女性の活躍は成長戦略の中核。新制度とワーク・ライフ・バランスを車の両輪に
医療・介護	・「病院完結型」から，地域全体で治し，支える「地域完結型」へ ・受け皿となる地域の病床や在宅医療・介護を充実。川上から川下までのネットワーク化 ・地域ごとに，医療，介護，予防に加え，本人の意向と生活実態に合わせて切れ目なく継続的に生活支援サービスや住まいも提供されるネットワーク（地域包括ケアシステム）の構築 ・国民の健康増進，疾病の予防および早期発見などを積極的に促進する必要
公的年金制度	・平成16（2004）年改革により対GDP比での年金給付は一定水準。現行の制度は破綻していない ・社会経済状況の変化に応じた形のセーフティネット機能を強化 ・長期的な持続可能性をより強固なものに

（厚生労働省：社会保障制度改革の全体像．2014．https://www.mhlw.go.jp/seisakunitsuite/bunya/hokabunya/shakaihoshou/dl/260328_01.pdf を参考に作成）

表 I-2 社会保障の「充実」の全体像

	• 消費税引き上げによる増収分は，すべて社会保障の充実・安定化に向けることとなっており，基礎年金国庫負担割合の 1/2 への恒久的引き上げなどによる社会保障の安定化のほか，以下の社会保障の充実を予定している。

<table>
<tr><td rowspan="1">子ども・子育て</td><td colspan="2">○子ども・子育て支援の充実（待機児童の解消などの量的拡充と質の向上）
• 子ども・子育て支援新制度の実施による，幼児教育・保育と地域の子ども・子育て支援の総合的推進・充実
• 「待機児童解消加速化プラン」の実施
• 新制度への円滑な移行を図るための保育緊急確保事業
• 社会的養護の充実
 など </td></tr>
<tr><td rowspan="1">医療・介護</td><td>○医療・介護サービスの提供体制改革
①病床の機能分化・連携，在宅医療の推進など
  • 病床の機能分化と連携を勧め，発症から入院，回復期（リハビリテーション），退院までの流れをスムーズにしていくことで，早期の在宅・社会復帰を可能にする。
  • 在宅医療・介護を推進し，地域での生活の継続を支える。
  • 医師，看護師などの医療従事者を確保する。
  （新たな財政支援制度の創設，診療報酬にかかわる適切な対応のあり方の検討・必要な措置）
②地域包括ケアシステムの構築
  介護が必要になっても住み慣れた地域で暮らせるよう，介護・医療・予防・生活支援・住まいが一体的に提供される地域包括ケアシステムを構築するため，以下の取り組みを行う。
ⅰ）医療と介護の連携
ⅱ）生活支援・介護予防の基盤整備
ⅲ）認知症施策
ⅳ）地域の実情に応じた要支援者への支援の見直し
ⅴ）マンパワーの確保など
 など </td><td>○医療・介護保険制度の改革
①医療保険制度の財政基盤の安定化
  • 低所得者が多く加入する国民健康保険への財政支援の拡充（国民健康保険の保険者，運営などのあり方に関する改革の前提として行われる財政支援の拡充を含む）
  • 協会けんぽに対する国庫補助
②保険料にかかわる国民の負担に関する公平の確保
  • 国民健康保険などの低所得者保険料軽減措置の拡充
  • 後期高齢者支援金の全面総報酬割の導入
③保険給付の対象となる療養の範囲の適正化など
  • 低所得者に配慮しつつ行う高額療養費の見直し
  • 医療提供施設相互間の機能の分担や在宅療養との公平の観点からの外来・入院に関する給付の見直し
④介護給付の重点化・効率化
  • 一定以上の所得を有する者の利用者負担の見直し
⑤介護保険の一号保険料の低所得者軽減強化
 など </td></tr>
<tr><td></td><td colspan="2">○難病，小児慢性特定疾病にかかわる公平かつ安定的な制度の確立</td></tr>
<tr><td rowspan="1">年金</td><td colspan="2">○現行制度の改善
• 低所得高齢者・障害者などへの福祉的給付
• 受給資格期間の短縮
• 遺族年金の父子家庭への拡大</td></tr>
</table>

注：上記の表は，消費税増収分を活用した社会保障の充実について，公費に影響のあるものについて整理したものである。

（厚生労働省：社会保障制度改革の全体像. 2014. https://www.mhlw.go.jp/seisakunitsuite/bunya/hokabunya/shakaihoshou/dl/260328_01.pdf を参考に作成）

よいかという視点で平成 30 年度の診療報酬改定は行われたといえます。

ところで，そもそもわが国の医療制度にはどのような特徴があるのでしょうか。

診療報酬とも深くかかわる医療を支える仕組みとして，医療保険があります。病気やケガなどの治療で，急に多額の出費が生じると生活に負担が生じるので，これを防ぐために医療保険に加入して，毎月保険料を支払うことで一度に多額の医療費を負担しなく

表Ⅰ-3　平成 30 年度診療報酬改定の基本方針（概要）

改定にあたっての基本認識
○人生 100 年時代を見据えた社会の実現 ○どこに住んでいても適切な医療・介護を安心して受けられる社会の実現（地域包括ケアシステムの構築） ○制度の安定性・持続可能性の確保と医療・介護現場の新たな働き方の推進

改定の基本的視点と具体的方向性	
1．地域包括ケアシステムの構築と医療機能の分化・強化，連携の推進 【具体的方向性の例】 • 地域包括ケアシステム構築のための取り組みの強化 • かかりつけ医の機能の評価 • かかりつけ歯科医の機能の評価 • かかりつけ薬剤師・薬局の機能の評価 • 医療機能や患者の状態に応じた入院医療の評価 • 外来医療の機能分化，重症化予防の取り組みの推進 • 質の高い在宅医療・訪問看護の確保 • 国民の希望に応じた看取りの推進	2．新しいニーズにも対応でき，安心・安全で納得できる質の高い医療の実現・充実 【具体的方向性の例】 • 緩和ケアを含む質の高いがん医療の評価 • 認知症の者に対する適切な医療の評価 • 地域移行・地域生活支援の充実を含む質の高い精神医療の評価 • 難病患者に対する適切な医療の評価 • 小児医療，周産期医療，救急医療の充実 • 口腔疾患の重症化予防，口腔機能低下への対応，生活の質に配慮した歯科医療の推進 • イノベーションを含む先進的な医療技術の適切な評価 • ICT などの将来の医療を担う新たな技術の導入，データの収集・利活用の推進 • アウトカムに着目した評価の推進
3．医療従事者の負担軽減，働き方改革の推進 【具体的方向性の例】 • チーム医療などの推進など（業務の共同化，移管など）の勤務環境の改善 • 業務の効率化・合理化 • ICT などの将来の医療を担う新たな技術の導入（再掲） • 地域包括ケアシステム構築のための多職種連携による取り組みの強化（再掲） • 外来医療の機能分化（再掲）	4．効率化・適正化を通じた制度の安定性・持続可能性の向上 【具体的方向性の例】 • 薬価制度の抜本改革の推進 • 後発医薬品の使用促進 • 医薬品の適正使用の推進 • 費用対効果の評価 • 効率性などに応じた薬局の評価の推進 • 医薬品，医療機器，検査などの適正な評価 • 医療機能や患者の状態に応じた入院医療の評価（再掲） • 外来医療の機能分化，重症化予防の取り組みの推進（再掲）

（厚生労働省：平成 30 年度診療報酬改定の基本方針. 社会保障審議会医療保険部会, 同医療部会, 2017. https://www.mhlw.go.jp/file/05-Shingikai-12601000-Seisakutoukatsukan-Sanjikanshitsu_Shakaihoshoutantou/0000187616.pdf より抜粋）

てよいようにするという仕組みです。わが国の医療保険は一般的に 7 割が給付されるため，実際の支払いは 3 割の負担で済みます。わが国は昭和 36（1961）年に国民皆保険を達成していて，現在でも多くの医療保険未加入者を抱えている国が多いなか，医療保険の制度として誇れる仕組みだといわれています（**表Ⅰ-4，図Ⅰ-1**）。それ以外にもわが国の医療制度の特徴として，フリーアクセスであることがあげられます。つまり国民は「どの病院，どの診療所に行って医療を受けても自由」なのです。わが国の医療制度は利用しやすいという利点があり，その医療制度を将来にわたって維持していくために診療報酬や介護報酬の改定は重要だと考えられています。

表 I-4　国民皆保険制度の意義

○わが国は，国民皆保険制度を通じて世界最高レベルの平均寿命と保健医療水準を実現。
○今後とも現行の社会保険方式による国民皆保険を堅持し，国民の安全・安心な暮らしを保障していくことが必要。

【日本の国民皆保険制度の特徴】
①国民全員を公的医療保険で保障
②医療機関を自由に選べる（フリーアクセス）
③安い医療費で高度な医療
④社会保険方式を基本としつつ，皆保険を維持するため，公費を投入

（厚生労働省：我が国の医療保険について. https://www.mhlw.go.jp/stf/seisakunitsuite/bunya/kenkou_iryou/iryouhoken/iryouhoken01/index.html を参考に作成）

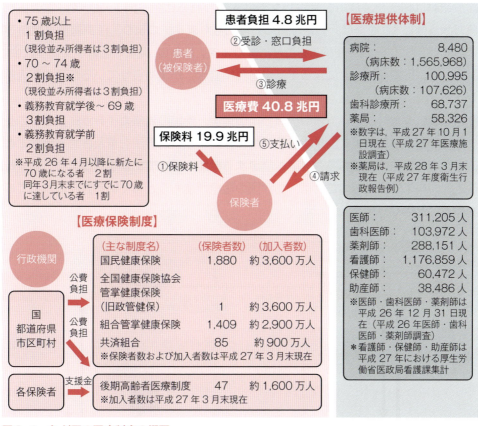

図 I-1　わが国の医療制度の概要

（厚生労働省：我が国の医療保険について. https://www.mhlw.go.jp/stf/seisakunitsuite/bunya/kenkou_iryou/iryouhoken/iryouhoken01/index.html を参考に作成）

2. 診療報酬とは

　診療報酬とは「診療行為の対価として医療機関に支払われる料金」であり，その改定は2年に1回実施されています．内閣が，診療報酬体系の価格表全体の引き上げ・引き下げの改定率を決定し，中央社会保険医療協議会が，政策課題への対応の必要性や評価の妥当性などを考慮し，点数表全体のあり方の見直しや個別点数の改廃について検討しています．改定にあたっては，学会や協会などから厚生労働省保険局医療課長に診療報酬改定に関する要望書が提出され，臨床現場の意見を反映できるようにしています．

　診療報酬は病院や診療所を受診した際に支払われる代金（図I-2）で，定められた診療報酬点数に10を掛けた値が診療の対価になります．つまり，診療報酬点数が300点であれば3,000円の対価があることになります．しかし，実際に患者が支払う代金は，年齢，疾患，医療保険などによって「自己負担割合」が決められているため，個人差があります．

　診療報酬の改定は，治療方法や医療技術の進歩，疾患の治療ガイドラインなどの整備に合わせて対応しています．また診療報酬には，新しい治療法を普及させる機能とともに，現在の医療を今後のあるべき姿へ誘導する機能も担っています．つまり，診療報酬の改定について知識をもつことは，わが国の医療が進もうとしている方向についての知見を得ることになります．

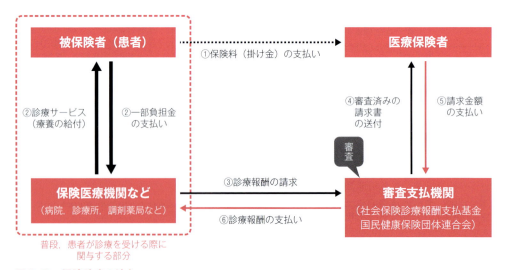

図I-2　保険診療の流れ

（厚生労働省：我が国の医療保険について．https://www.mhlw.go.jp/stf/seisakunitsuite/bunya/kenkou_iryou/iryouhoken/iryouhoken01/index.html を参考に作成）

3. 看護における診療報酬とは

現在の診療報酬において，看護はさまざまな形でかかわっています。最も大きなかかわりは，入院医療評価体制である「入院料」です。平成30年度の改定では，基本的な医療の評価部分と診療実績に応じた段階的な評価部分とを組み合わせた新たな評価体系に再編・統合されました（図Ⅰ-3）。これまで「7対1入院基本料」や「10対1入院基本料」とよばれていたなかで，7対1や10対1が患者と看護師の割合をさすこと，看護師の配置人数によって入院基本料が影響を受けることが広く浸透しました。加えて，患者の状態として「重症度，医療・看護必要度」の評価とその患者割合が決められています。「重症度，医療・看護必要度」は，急性期の入院医療における患者の状態に応じた医療および看護の提供量の必要性を適切に反映するための指標として開発され，より医療ニーズや手厚い看護の必要性が高い患者の状態や医療処置，看護の提供量などに着目した評価指標となっています（図Ⅰ-4）。つまり看護師の体制は，現在の入院医療において大きくかかわっているといえます。

病院で働いている看護師ですと，①自分が看護実践を通して診療報酬を算定する場合と，②システムのなかで自分が看護実践することが算定につながる場合があります。例

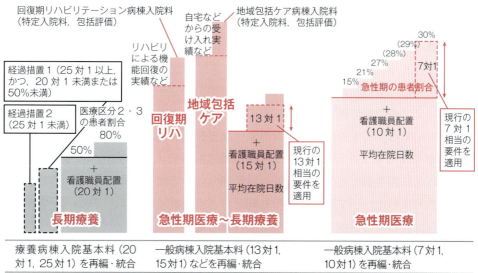

図Ⅰ-3 平成30年度改定による新たな入院医療の評価体系と主な機能（イメージ）

（厚生労働省：平成30年度診療報酬改定の概要 医科Ⅰ．2018．https://www.mhlw.go.jp/file/06-Seisakujouhou-12400000-Hokenkyoku/0000198532.pdf を参考に作成）

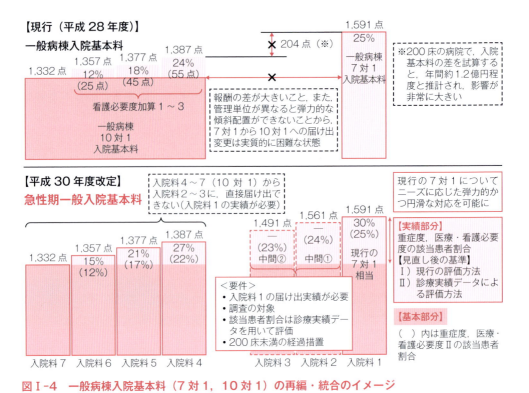

図Ⅰ-4　一般病棟入院基本料（7対1，10対1）の再編・統合のイメージ

(厚生労働省：平成30年度診療報酬改定の概要 医科Ⅰ．2018．https://www.mhlw.go.jp/file/06-Seisakujouhou-12400000-Hokenkyoku/0000198532.pdf を参考に作成)

をあげると，①は，「看護配置：入院基本料」や「在宅療養指導料」など看護ケアを提供することで指導料が算定されます。②は，専従の褥瘡，安全，感染などに対して担当者が施設にいる場合に算定される場合があります。このように考えると，看護師は日々の看護実践のなかで診療報酬と深くかかわっているといえます。

看護に関連する診療報酬について，平成30年度の改定では「看護職員の配置を基本とした入院料の見直し」と「看護職のマルチな側面やコーディネート機能」に着目した評価，加えて「専門性の高い看護職についての評価」がされています。

入院については，将来の医療ニーズの変化などを踏まえて，医療機関が柔軟かつ円滑に対応できるような入院料として，「看護職員の配置による基本的な医療の評価部分」と「患者への診療実績に応じた段階的な評価部分」の2つを組み合わせた評価体系に再編，統合されました。いずれの入院料も細分化され選択肢が増えたので，医療機関が自施設の状況に合わせて選択できるようになりました。

外来については，プライマリケアや多様化する患者のニーズに応えるための支援，重症化を予防する支援，外来と病棟のシームレスな支援など多くの場面で看護師の役割が期待され，評価されています。また今回，入退院支援の一環として，外来受診中から入院時の支援を行う入院時支援加算では，入院前支援の調整機能として，また外来と病棟との連携機能として入退院支援部門に看護職員の配置が求められています。

在宅医療については，今後の在宅医療の需要増加に備え，提供体制の確保や多様化・高度化する在宅医療のニーズに応えるための改定が行われています。特に訪問看護については，看護職の確保や病院の看護師が地域の視点をもって看護実践できるよう，地域支援機能を要する訪問看護ステーションの評価が行われました。また，小児医療については，医療的ケア児に関するケアについても在宅支援を促進できるような仕組みになっています。

　看護師がかかわる診療報酬の項目は多岐にわたり，現在の医療提供体制のなかで看護師への期待の大きさが感じられる内容です。

B 障害福祉サービスなどの報酬の仕組み

　医療的ケア児を含む障害のある子ども・成人が利用する福祉サービス（以下，障害福祉サービス）は，診療報酬とは異なり，全額が公費（税負担）によって構成されています。ここでは，児童福祉法や障害者総合支援法（以下，総合支援法）に基づく障害福祉サービスの概要と報酬の仕組みをみていきましょう。

1. 障害福祉サービスの概要

　障害福祉サービスは，大きく年齢と利用目的によって分類されます。年齢については18歳を境として，「障害児」と「障害者」に区分されます（原則として，17歳までが障害児，18歳からが障害者）。また，障害者についてはサービスの利用目的によっても区分されます。主に支援の必要性が高い人を対象とした介護提供型サービス（介護給付）と，主に生活自立度が高い人や就労意欲のある人を対象とした生活支援・就労支援型サービス（訓練等給付）の2類型です。これらを一覧にすると**表Ⅰ-5**のとおりです。

　このほか，身体機能を代替する福祉用具（補装具）や，障害状況を改善・軽減するための医療給付（自立支援医療），市区町村ごとに地域特性を踏まえて実施する事業（地域生活支援事業）などもありますが，報酬設定の仕組みが異なりますので，ここでは省略します。

　障害福祉サービスについては，規定する法律が児童福祉法と総合支援法に分かれます。児童福祉法のサービスは原則として障害児のみが対象ですが，総合支援法のサービスには成人のみ対象のものと児者共通のものに区分されます。

　障害児福祉サービス，介護給付・訓練等給付サービス（特別支援学校高等部卒業時の進路先となるサービス）の概要は**表Ⅰ-6・7**のとおりです。

表Ⅰ-5　障害福祉サービスの区分

年齢区分	給付区分	備　考	その他
障害児（17歳まで）	給付の区分なし	介護給付には障害児も利用可能なサービスあり	補装具や地域生活支援事業などは年齢区分なし
障害者（18歳から）	介護給付		
	訓練等給付		

表Ⅰ-6 児童期（一部児者共通）に利用できる障害福祉サービス一覧

	サービス名称	サービス概要	利用可能な年齢
通所	児童発達支援	通所により身辺自立や社会性向上などの療育支援サービスを提供。施設基準などにより「児童発達支援センター」と「児童発達支援事業」の2類型に分かれる	原則として未就学だが，高校に在学していない子どもも利用可
	居宅訪問型児童発達支援	最重度障害児が対象で，支援者が自宅を訪問して個別療育を提供	未就学から17歳まで
	放課後等デイサービス	通所により放課後または長期休暇中の余暇活動や療育支援サービスを提供。保護者の就労支援という側面もある	小学校・中学校・特別支援学校高等部へ在籍する障害児
	保育所等訪問支援	保育所や幼稚園，学童保育，養護施設などに在籍する児童へ，保育士や看護師などの専門スタッフが訪問して療育支援を提供	未就学から小学生くらいまで
在宅	居宅介護（身体介護・家事援助）	ヘルパーが自宅において入浴やトイレ，食事の介助や掃除・洗濯，食事作りなどのサービスを提供	未就学から成人期（18歳以上）まで ※これらのサービスは児者共通で利用可能
	居宅介護（通院等介助）	ヘルパーが通院の介助，公的機関での手続き，施設の見学のための外出に付き添うサービスを提供	
	行動援護	特に行動面で手厚い支援を必要とする人（行動障害のある人）の外出付き添いや居宅内での支援などを提供	
	移動支援	目的地までの誘導や移動時に必要な支援を行うサービスを提供。1対複数の支援，車両を用いた支援なども実施可能	
	日中一時支援	放課後や長期休暇中の日中時間帯に，施設などで一時預かりするサービスを提供	
入所	短期入所	保護者や家族の緊急時，あるいは一時的な休養のために，施設での一時的入所サービスを提供	
	施設入所（長期入所）	保護者の疾病などにより家庭における養育が困難になった際，障害児施設における長期入所サービスを提供	最長でも20歳まで

（厚生労働省資料をもとに又村作成）

表Ⅰ-7　成人期に利用可能なサービス一覧

【通所系サービス】
日中活動を支えるサービス群であり，重度障害者が利用する「生活介護」と，就労を目指す者が利用する「就労移行支援」などに分類される。生活介護については，障害支援区分によって利用の可否が分かれる運用になっている。

サービス名称	概　　要	備　　考
生活介護	日中活動に常時介護が必要な人向けのサービス。食事の提供や入浴サービスの提供，リハビリ訓練や軽作業などを提供	原則として支援区分「3」以上であることが条件
自立訓練（機能）	主に肢体不自由者を対象に，地域生活移行や就労に向けた生活訓練・リハビリ訓練サービスを提供	利用期限は原則として2年（1年延長可）自立訓練（生活）には居宅訪問型の支援もあり
自立訓練（生活）	主に知的・精神障害者を対象に，地域生活移行や就労に向けた生活訓練サービスを提供	
就労移行支援	主に一般就労を目指す障害者を対象に，職業スキルを高めるサービスを提供	
就労継続支援（A型）	一般就労が困難な者を対象に，雇用契約を結んで最低賃金を保証しつつ就労支援を受けるサービスを提供	利用期限は設定されない
就労継続支援（B型）	一般就労が困難な者などを対象に，雇用契約を結ばず就労支援を受けるサービスを提供	利用期限は設定されないが，卒業進路として利用するためにはアセスメントが必要
自立生活援助	施設やグループホーム，自宅などから地域生活へ移行する者を中心に，地域での自立生活が可能となるような援助を提供	利用期限は原則1年だが，審査会の判断で延長可能
就労定着支援	就労移行などを利用して一般就労した者を対象に，就労に伴う生活環境の変化などで就労が途切れないような支援を提供	利用期限は最長で3年（原則延長不可）
地域活動支援センター	地域の特性に合わせたさまざまな日中活動を支援するサービスを提供	市区町村事業なので，運用は市区町村によって異なる

【居住系サービス】
夜間における暮らしを支えるサービス群であり，定員規模が大きく郊外に立地することが多い「療養介護」「入所施設」と，少人数で地域に溶け込んだ生活の場を提供する「グループホーム」などに分類される。療養介護や入所施設については，支援区分によって利用の可否が分かれる運用になっている。

サービス名称	概　　要	備　　考
療養介護	医療機関が併設された入所施設であり，重症心身障害者らが医療的ケアを受けながら生活するサービスを提供（以前の重症心身障害児者施設）	支援区分「5」以上であることが条件日中も同じ施設で過ごす
入所施設	50～100名の規模で重度の障害者が入居し，支援員から食事や入浴などのケアを受けながら生活するサービスを提供	原則として支援区分「4」以上であることが条件日中は生活介護サービスなどを利用
グループホーム	5～6名の規模で障害者が生活し，重度障害者に対しては世話人や支援員から食事や入浴などのケアを受けながら生活するサービスを提供	支援区分によって受けられる支援の内容は異なる
福祉ホーム	10名程度の規模で，概ね身辺自立している障害者が共同生活する住まいを提供	市区町村事業であるため，実施していない市区町村も存在する

※このほか，表Ⅰ-6の「児者共通サービス」も利用可能

（厚生労働省資料をもとに又村作成）

2. 障害福祉サービス報酬の仕組み

　障害福祉サービスの報酬構造は，大きく本体報酬と加算（減算）報酬に分かれます。この構造は，医療保険や介護保険，とりわけ介護保険制度とよく似ています。本体報酬は事業所利用人数や利用者の障害支援区分などによって増減し，これに加算（減算）報酬が加わることになります。加算については，事業所全体に適用されるもの（体制加算）と，利用者個人に適用されるもの（個別加算）に分別されます。報酬全体のイメージは図Ⅰ-5のとおりです。

| 【本体報酬】
各サービスにおける
基本となる報酬
・利用人数や利用者の支援区分などによって増減
・就労系サービスについては，勤務時間や工賃などによる増減もあり | ＋ | 【加算報酬】
サービスごとに
重視される職員配置や
資格要件に応じて
設定される報酬
・近年は加算報酬の比率が高まっている
・職員や資格職配置の欠如による減算もあり | 体制加算
有資格職員を配置する場合などに事業所全体へ適用
個別加算
利用者の障害状態などに着目し，個別に適用 |

図Ⅰ-5　障害福祉サービスの報酬算定構造

COLUMN　　　　　　　　　　　　　　　　　　　　　　　　　　障害支援区分

　障害支援区分とは，障害の状況に応じてどれくらいの支援を必要としているのかを指標化したもので，介護保険制度の「要介護度」に相当します。
　ただし，介護保険と異なり障害福祉サービスは基本的に若年層が利用しますので，単に介護の有無ということではなく，障害特性に応じた支援の必要性に着目しているのが特徴です。
　障害支援区分の認定は，専用の聞き取り項目（80項目）と医師の意見書により行われ，7段階に区分されます。一番重い区分が「6」で，以下数字が小さくなり，最も軽いと「非該当」となります。有効期間は原則として3年です。
　一部の障害福祉サービスは一定区分以上でないと利用が認められないほか，利用者の障害支援区分に応じて報酬が増減するケースもあるため，サービス利用の観点からも重要な指標となっています。

3. 平成30 (2018) 年度の報酬改定

　障害福祉サービスの報酬は原則として，3年ごとに改定されます。改定の前年度には「経営実態調査」が行われ，サービスごとの収支差を把握したうえで，各サービスの実施状況や制度運営上の課題などのほか，タイミングが合致する場合には法改正による新サービスの設定を加味して，新しい基本報酬や加算報酬を設定するわけです。

　平成30年度は総合支援法・児童福祉法の改正と同じタイミングだったため，非常に大規模な報酬改定となりました。ポイントは**表Ⅰ-8**のとおりです。

表Ⅰ-8　2018年度障害福祉サービス報酬改定のポイント

障害福祉サービス	報酬改定のポイント
障害者の重度化・高齢化を踏まえた，地域移行・地域生活の支援	• 重度の障害者への支援を可能とするグループホームの新たな類型を創設
	• 一人暮らしの障害者の理解力，生活力などを補うための支援を行う新サービス，「自立生活援助」の報酬を設定
	• 地域生活支援拠点などの機能強化
	• 共生型サービスの基準・報酬の設定
精神障害者の地域移行の推進	• 長期に入院する精神障害者の地域移行を進めるため，グループホームでの受け入れに係る加算を創設
	• 地域移行支援における地域移行実績などの評価
	• 医療観察法対象者などの受け入れの促進
就労系のサービスにおける工賃・賃金の向上，一般就労への移行促進	• 一般就労への定着実績などに応じた報酬体系とする
	• 一般就労に移行した障害者に生活面の支援を行う新サービス，「就労定着支援」の報酬を設定
障害福祉サービスの持続可能性の確保	• 計画相談・障害児相談における質の高い事業者の評価
	• 送迎加算の見直し
医療的ケア児への対応など	• 人工呼吸器などの使用や，痰吸引などの医療的ケアが必要な障害児が支援を受けられるよう，看護職員の配置を評価する加算を創設
	• 障害児の通所サービスについて，利用者の状態や事業所のサービス提供時間に応じた評価を行う
	• 障害児の居宅訪問型の発達支援を行う新サービス，「居宅訪問型児童発達支援」の報酬を設定

※上記のうち，医療的ケア児や小児在宅医療を要する子どもへの対応については p76 で詳述

（厚生労働省：平成30年度障害福祉サービス等報酬改定における主な改定内容. 2018. https://www.mhlw.go.jp/file/05-Shingikai-12201000-Shakaiengokyokushougaihokenfukushibu-Kikakuka/0000193396.pdf を参考に作成）

第 II 章

入退院支援と報酬

1. 入退院支援とは

　超高齢社会が急速に進んでいるわが国の医療提供体制を考えるときに，在宅医療が重要な役割を担うことはいうまでもありません。国民皆保険とフリーアクセスという特徴をもったわが国の医療提供体制のなかで，国民にとって身近な存在である「病院」から「自宅での療養」がどのように発展できるかは大きな課題です。

　平成 4（1992）年の医療法第 2 次改正で，医療を受ける者の居宅なども医療を行う場として法的に認められ，在宅医療が推し進められてきたなかで，「地域包括ケアシステム」は定着してきています。地域包括ケアシステムの構築と医療機能の分化・強化，連携の推進の目的で，平成 30（2018 年）年改定では【入退院支援の充実】があげられます（図Ⅱ-1）。これは，住み慣れた地域で継続して生活できるよう，患者の状態に応じた支援体制や地域との連携，外来部門と入院部門（病棟）との連携などを推進する視点から評価を充実させています。

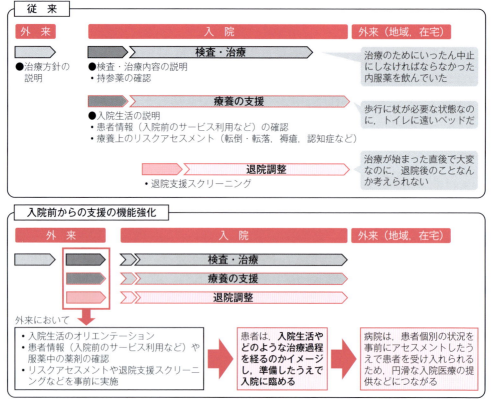

図Ⅱ-1　入院前からの支援の機能強化（イメージ）
（厚生労働省保険局医療課：平成 30 年度診療報酬改定の概要 医科Ⅰ．2018．を参考に作成）

表Ⅱ-1　入退院支援加算

入退院支援加算1	一般病棟入院基本料等の場合　600点 療養病棟入院基本料等の場合　1,200点	入退院支援加算1は，別に厚生労働大臣が定める施設基準に適合しているものとして地方厚生局長等に届け出た保険医療機関が，次に掲げる入退院支援のいずれかを行った場合に，退院時1回に限り，所定点数に加算する。 イ　退院困難な要因を有する入院中の患者であって，在宅での療養を希望するものに対して入退院支援を行った場合 ロ　連携する他の保険医療機関において当該加算を算定した患者の転院を受け入れ，当該患者に対して入退院支援を行った場合
入退院支援加算2	一般病棟入院基本料等の場合　190点 療養病棟入院基本料等の場合　635点	入退院支援加算2は，別に厚生労働大臣が定める施設基準に適合しているものとして地方厚生局長等に届け出た保険医療機関が，退院困難な要因を有する入院中の患者であって，在宅での療養を希望するものに対して，入退院支援を行った場合に，退院時1回に限り，所定点数に加算する。
入退院支援加算3	1,200点	入退院支援加算3は，別に厚生労働大臣が定める施設基準に適合しているものとして地方厚生局長等に届け出た保険医療機関が，次に掲げる入退院支援のいずれかを行った場合に，退院時1回に限り，所定点数に加算する。 イ　当該保険医療機関に入院している患者であって，新生児特定集中治療室管理料又は新生児集中治療室管理料を算定したことがあるものに対して，退院支援計画を作成し，入退院支援を行った場合 ロ　他の保険医療機関において当該加算を算定した患者の転院を受け入れ，当該患者に対して，退院支援計画を作成し，入退院支援を行った場合

(厚生労働省保険局医療課：平成30年度診療報酬改定の概要 医科Ⅰ．2018．を参考に作成)

　入退院支援加算は，患者が安心・納得して退院し，住み慣れた地域で療養や生活を早期に継続できるように，施設間の連携を推進したうえで，入院早期より退院困難な要因を有する患者を抽出し，入退院支援を実施することを評価するものです。

　入退院支援加算には3種類あります（**表Ⅱ-1**）。以下に，入退院支援加算1・2・3について平成30年度診療報酬改定より抜粋します。

✚ 入退院支援加算1・2について（厚生労働省：平成30年度診療報酬改定より）

　入退院支援加算1にあっては，入退院支援及び地域連携業務に専従する職員（以下「入退院支援職員」という。）を各病棟に専任で配置し，原則として入院後3日以内に患者の状況を把握するとともに退院困難な要因を有している患者を抽出する。

　入退院支援加算2にあっては，患者の入院している病棟等において，原則として入院後7日以内に退院困難な要因を有している患者を抽出する。

　なお，ここでいう"退院困難な要因"とは，以下のものである。

ア	悪性腫瘍，認知症又は誤嚥性肺炎等の急性呼吸器感染症のいずれかであること
イ	緊急入院であること
ウ	要介護状態であるとの疑いがあるが要介護認定が未申請であること（介護保険法施行令（平成10年政令第412号）第2条各号に規定する特定疾病を有する40歳以上65歳未満の者及び65歳以上の者に限る）
エ	家族又は同居者から虐待を受けている又はその疑いがあること
オ	生活困窮者であること
カ	入院前に比べADLが低下し，退院後の生活様式の再編が必要であること（必要と推測されること）
キ	排泄に介助を要すること
ク	同居者の有無に関わらず，必要な養育又は介護を十分に提供できる状況にないこと
ケ	退院後に医療処置（胃瘻等の経管栄養法を含む）が必要なこと
コ	入退院を繰り返していること
サ	その他患者の状況から判断してアからコまでに準ずると認められる場合

　退院困難な要因を有する患者について，入退院支援加算1の「一般病棟入院基本料等の場合」にあっては原則として7日以内，「療養病棟入院基本料等の場合」にあっては原則として14日以内に患者及び家族と病状や退院後の生活も含めた話合いを行うとともに，関係職種と連携し，入院後7日以内に退院支援計画の作成に着手する。また，入退院支援加算2を算定する場合においても，できるだけ早期に患者及び家族と話し合いを行うとともに，入院後7日以内に退院支援計画の作成に着手する。
　ここでいう"退院支援計画の内容"は，以下の内容を含むものとする。

ア	患者氏名，入院日，退院支援計画着手日，退院支援計画作成日
イ	退院困難な要因
ウ	退院に関する患者以外の相談者
エ	退院支援計画を行う者の氏名（病棟責任者，病棟に専任の入退院支援職員及び入退院支援部門の担当者名をそれぞれ記入）
オ	退院に係る問題点，課題等
カ	退院へ向けた目標設定，支援期間，支援概要，予想される退院先，退院後の利用が予測される福祉サービスと担当者名

　退院支援計画を実施するに当たって，入退院支援加算1にあっては，入院後7日以内に病棟の看護師及び病棟に専任の入退院支援職員並びに入退院支援部門の看護師及び社会福祉士等が共同してカンファレンスを実施する。また，入退院支援加算2にあっても，できるだけ早期に病棟の看護師及び入退院支援部門の看護師並びに社会福祉士等が共同してカンファレンスを実施する。なお，カンファレンスの実施に当たっては，必要に応じてその他の関係職種が参加すること。

退院支援計画については，文書で患者又は家族に説明を行い，交付するとともに，その内容を診療録に貼付又は記載する。また，当該計画に基づき，患者又は家族に退院後の療養上必要な事項について説明するとともに，必要に応じて退院・転院後の療養生活を担う保険医療機関等との連絡や調整，介護サービス又は障害福祉サービス，地域相談支援若しくは障害児通所支援の導入に係る支援を行う。なお，当該計画を患者又は家族に交付した後，計画内容が変更となった場合は，患者又は家族に説明を行い，必要時，変更となった計画を交付する。

入退院支援加算1については，当該病棟又は入退院支援部門の入退院支援職員が，他の保険医療機関や介護サービス事業所等を訪れるなどしてこれらの職員と面会し，転院・退院体制に関する情報の共有等を行う。

✚ 入退院支援加算3について（厚生労働省：平成30年度診療報酬改定より）

入退院支援加算3は，当該入院期間中に新生児特定集中治療室管理料又は総合周産期特定集中治療室管理料の新生児集中治療室管理料を算定した退院困難な要因を有する患者及び他の保険医療機関において入退院支援加算3を算定した上で転院した患者について，当該患者又はその家族の同意を得て退院支援計画を策定し，当該計画に基づき退院した場合に算定する。

なお，ここでいう"退院困難な要因"とは，以下のものである。

ア　先天奇形
イ　染色体異常
ウ　出生体重1,500g未満
エ　新生児仮死（Ⅱ度以上のものに限る）
オ　その他，生命に関わる重篤な状態

入退院支援加算3について，入院後7日以内に退院困難な要因を有する患者を抽出し，現在の病状及び今後予想される状態等について家族等と話し合いを開始する。この他，家族等に対して退院後の療養上必要な事項について説明するとともに，転院・退院後の療養生活を担う保険医療機関等との連絡や調整，福祉サービスの導入に係る支援等を行う。

入退院支援加算3について，入院後1か月以内に退院支援計画の作成に着手し，文書で家族等に説明を行い交付するとともに診療録に貼付又は記載する。なお，退院支援計画は「別紙様式6」（**図Ⅱ-2**）を参考として関係職種と連携して作成することとし，病棟及び入退院支援部門の看護師並びに社会福祉士等の関係職種が共同してカンファレンスを行った上で作成及び実施すること。また，退院時には家族等に対して，緊急時の連絡先等を文書で提供し，24時間連絡が取れる体制を取る。

（別紙様式６）

退院支援計画書

（患者氏名）　　　　　　　　　　殿

入院日：平成　　年　　月　　日
計画日：平成　　年　　月　　日
変更日：平成　　年　　月　　日

病棟（病室）	
病名 （他に考え得る病名）	
患者以外の相談者	家族・その他関係者（　　　　　　　　　　　　　　　　）
退院支援計画を 行う者の氏名 （下記担当者を除く）	
退院困難な要因	
退院に係る問題点， 課題等	
退院へ向けた目標設定， 支援期間，支援概要	
予想される退院先	
退院後に利用が予想される 社会福祉サービス等	
退院後に利用が予想される 社会福祉サービスの担当者	

注）上記内容は，現時点で考えられるものであり，今後の状態の変化等に応じて変わり得るものである。

（病棟退院支援計画担当者）＿＿＿＿＿＿＿＿＿＿＿＿＿＿＿＿＿印＿

（退院調整部門退院支援計画担当者）＿＿＿＿＿＿＿＿＿＿＿＿＿印＿

（本人）＿＿＿＿＿＿＿＿＿＿＿＿＿＿＿＿＿＿＿＿＿＿＿＿＿＿＿＿

図Ⅱ-2　退院支援計画書

2. 平成30（2018）年度改定の内容

　患者がなるべく入院の影響を受けずに，早く普段の生活に戻るために，入院前・早期から取り組むこと（図Ⅱ-3），また入退院支援部署について，これまでの退院支援に加えて，入院前からの支援にも対応するため，配置要件上，看護師，社会福祉士の人数が増員となりました（図Ⅱ-4）。

✚ 入院時支援加算について（厚生労働省：平成30年度診療報酬改定より）

　入院時支援加算は，入院を予定している患者が入院生活や入院後にどのような治療過程を経るのかをイメージでき，安心して入院医療が受け入れられるよう，入院前の外来において，入院中に行われる治療の説明，入院生活に関するオリエンテーション，入院

入退院支援のいっそうの推進
- 入院早期から退院直後までの切れ目のない支援を評価していることから，加算の名称を「入退院支援加算」に見直す。
- 入退院支援加算の対象である「退院困難な要因」に，入院早期から福祉などの関係機関との連携が必要な状態および小児における退院困難な場合を加える。

現　行	改定後
【退院支援加算】［算定要件］退院困難な要因 ア～ウ（略） エ，オ（略） カ　同居者の有無にかかわらず，必要な介護を十分に提供できる状況にないこと キ～ケ（略）	【入退院支援加算】［算定要件］退院困難な要因 ア～ウ（略） エ　家族または同居者から虐待を受けている，またはその疑いがあること オ　生活困窮者であること カ，キ（略） ク　同居者の有無にかかわらず，必要な養育または介護を十分に提供できる状況にないこと ケ～サ（略）

- 入退院支援加算1の施設基準の一つである介護支援等連携指導料の算定件数の要件を，小児を専門とする医療機関や病棟に対応する要件に見直す。また，入退院支援加算1，2に小児加算を新設する。

現　行	改定後
【退院支援加算1】［施設基準］ 　過去1年間の介護支援連携指導料の算定回数が①および②の合計を上回ること。 ①「イ　一般病棟入院基本料等の場合」の算定対象病床数（介護支援連携指導料を算定できるものにかぎる）に0.15を乗じた数 ②「ロ　療養病棟入院基本料等の場合」の算定対象病床数（介護支援連携指導料を算定できるものにかぎる）に0.1を乗じた数	【入退院支援加算1】［施設基準］ 　過去1年間の介護支援等連携指導料の算定回数と過去1年間の相談支援専門員との連携回数（小児入院医療管理料を算定する患者に対する支援にかぎる）の合計回数が①②および③の合計を上回ること。 ①「イ　一般病棟入院基本料等の場合」の算定対象病床数（介護支援連携指導料を算定できるものにかぎる）に0.15を乗じた数 ②「ロ　療養病棟入院基本料等の場合」の算定対象病床数（介護支援連携指導料を算定できるものにかぎる）に0.1を乗じた数 ③「イ　一般病棟入院基本料等の場合」の算定対象病床数（小児入院医療管理料を算定する病床にかぎる）に0.05を乗じた数

（新）小児加算　200点（退院時1回）

- 地域連携診療計画加算の算定対象に，入退院支援加算2を届け出ている医療機関を加える。

図Ⅱ-3　入退院支援の推進
（厚生労働省保険局医療課：平成30年度診療報酬改定の概要　医科Ⅰ．2018．を参考に作成）

> **入院前からの支援を行った場合の評価の新設**
>
> （新）入院時支援加算　　200点（退院時1回）
>
> **［算定対象］**
> ①自宅など（ほかの保険医療機関から転院する患者以外）から入院する予定入院患者であること。
> ②入退院支援加算を算定する患者であること。
>
> **［施設基準］**
> ①入退院支援加算1，2または3の施設基準で求める人員に加え，十分な経験を有する
> 《許可病床数200床以上》
> ・専従の看護師が1名以上　または
> ・専任の看護師および専任の社会福祉士が1名以上
> 《許可病床数200床未満》
> ・専任の看護師が1名以上
> が配置されていること。
> ②地域連携を行うにつき十分な体制が整備されていること。
>
> **［算定要件］**
> 入院の予定が決まった患者に対し，入院中の治療や入院生活にかかわる計画に備え，①入院前に以下の1）〜8）を行い，②入院中の看護や栄養管理などにかかわる療養支援の計画を立て，③患者および入院予定先の病棟職員と共有すること。患者の病態などにより1）〜8）についてすべて実施できない場合は，実施した内容の範囲で療養支援計画を立てても差し支えないが，この場合であっても，1），2）および8）は必ず実施しなければならない。
> 1）身体的・社会的・精神的背景を含めた患者情報の把握
> 2）入院前に利用していた介護サービス・福祉サービスの把握[*]
> 3）褥瘡に関する危険因子の評価
> 4）栄養状態の評価
> 5）服薬中の薬剤の確認
> 6）退院困難な要因の有無の評価
> 7）入院中に行われる治療・検査の説明
> 8）入院生活の説明
> （*）要介護・要支援状態の場合のみ実施

図Ⅱ-4　入院前からの支援を行った場合の評価の新設

（厚生労働省保険局医療課：平成30年度診療報酬改定の概要 医科Ⅰ．2018．を参考に作成）

前の服薬状況の確認，褥瘡・栄養スクリーニング等を入院前の外来において実施し，支援することを評価するものである。

　入院時支援加算を算定するに当たっては，入院の決まった患者に対し，入院中の治療や入院生活に係る計画に備え，入院前に以下の①から⑧（②については，患者が要介護又は要支援状態の場合のみ）を実施し，その内容を踏まえ，入院中の看護や栄養管理などに係る療養支援の計画を立て，患者及び入院予定先の病棟職員と共有した場合に算定する。患者の病態等により①から⑧について全て実施できない場合は，実施した内容の範囲で療養支援計画を立てても差し支えないが，この場合であっても，①，②及び⑧（⑧については，患者が要介護又は要支援状態の場合のみ）は必ず実施しなければならない。

- 入院が決まった子どもに対して，入院中の治療や入院生活に係る計画に備える
- 入院前に，下記①〜⑧を行う
- 下記①②⑧は必ず実施すること
- 入院中の看護や栄養管理等の療養支援の計画を立てる
- 入院予定先の病棟職員と共有する

---

①身体的・社会的・精神的背景を含めた患者情報の把握

②入院前に利用していた介護サービス又は福祉サービスの把握

③褥瘡に関する危険因子の評価

④栄養状態の評価

⑤服薬中の薬剤の確認

⑥退院困難な要因の有無の評価

⑦入院中に行われる治療・検査の説明

⑧入院生活の説明

（厚生労働省保険局医療課：平成30年度診療報酬改定の概要 医科Ⅰ．2018．を参考に作成）

例えば，小児医療の現場で「⑧入院生活の説明」といった場合，子ども本人とその家族（保護者）へ行う必要があります。説明シートについて項目案を示しますので（**資料Ⅱ-1・2**），それぞれの病院で工夫してみましょう。

資料Ⅱ-1　入院前の説明シート（子ども版）

●**なぜ入院するの？**
- 入院の目的
- 子ども本人の理解
- 質問に答えること

●**あなたの病気について**
- 子ども本人の理解
- 質問に答えること

●**入院生活ってどんな様子？**
- 小児病棟ってどんなところ
- ご飯は誰と食べるの？
- お風呂はどうするの？
- 寝るときはどんなふうに寝るの？
- 遊んでもいいの？
- 勉強はできるの？
- おもちゃやゲームはもっていっていいの？

●**あなたに必要な治療や検査は？**
- 手術について
- 点滴について
- 薬について
- 酸素やモニターなど

●**あなたが入院するときに大切にすること（あなたの権利）**（**資料Ⅱ-3・4**）
- あなたの権利について

●**服薬中の薬の確認，褥瘡・栄養スクリーニング等**
- あなたがいつも飲んでいる薬の確認
- 身長・体重
- 食事についての確認

Ⅱ　入退院支援と報酬

資料Ⅱ-2　入院前の説明シート（家族版）

●**なぜ入院するの？**
- 入院の目的
- 家族の理解
- 質問に答える事

●**お子さんの病気について**
- 家族の理解
- 質問に答える事

●**入院生活ってどんな様子？**
- 小児病棟の紹介
- 食事や入浴，睡眠などの日常生活について
- 遊びや勉強などについて
- 着替え，おもちゃなどの持ち物について

●**お子さんに必要な治療や検査について**
- 手術について
- 点滴について
- 薬について
- 酸素やモニターなど

●**お子さんが入院するときに大切にすること（お子さんとご家族の権利）（資料Ⅱ-3・4）**
- お子さんの権利について
- ご家族と協力して支援したい入院生活について（面会，付き添い，面談など）

●**服薬中の薬の確認，褥瘡・栄養スクリーニング等**
- お薬手帳の確認（お子さんがいつも飲んでいる薬の確認）
- 母子手帳の確認（身長・体重など）
- 食事についての確認

資料Ⅱ-3 病院のこども憲章
(European Association for Children in Hospital；EACH)

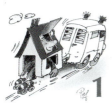

1 必要なケアが通院やデイケアでは提供できない場合に限って、こどもたちは入院すべきである。

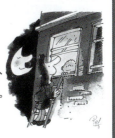

2 病院におけるこどもたちは、いつでも親または親替わりの人が付きそう権利を有する。

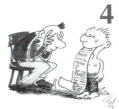

3 すべての親に宿泊施設は提供されるべきであり、付き添えるように援助されたり奨励されるべきである。親には、負担増または収入減がおこらないようにすべきである。こどものケアを一緒に行うために、親は病棟の日課を知らされて、積極的に参加するように奨励されるべきである。

4 こどもたちや親たちは、年齢や理解度に応じた方法で、説明をうける権利を有する。身体的、情緒的ストレスを軽減するような方策が講じられるべきである。

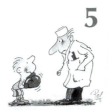

5 こどもたちや親たちは、自らのヘルスケアに関わるすべての決定において説明を受けて参加する権利を有する。すべてのこどもは、不必要な医療的処置や検査から守られるべきである。

6 こどもたちは、同様の発達的ニーズをもつこどもたちと共にケアされるべきであり、成人病棟には入院させられるべきでない。病院におけるこどもたちのための見舞い客の年齢制限はなくすべきである。

病院のこども憲章 EACH CHARTER

本憲章は、1988年5月、オランダのレイデンで開催された第1回病院のこどもヨーロッパ会議において合意された。病院のこどもヨーロッパ協会（European Association for Children in Hospital EACH）のメンバー団体は、ヨーロッパ各国における保健法、規則、及び、ガイドラインの中にEACH憲章の原則を組み入れることをめざしている。

NPHC

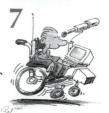

7 こどもたちは、年齢や症状にあったあそび、レクリエーション、及び、教育に完全参加すると共に、ニーズにあうように設計され、しつらえられ、スタッフが配属され、設備が施された環境におかれるべきである。

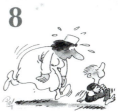

8 こどもたちは、こどもたちや家族の身体的、情緒的、発達的なニーズに応えられる訓練を受け、技術を身につけたスタッフによってケアされるべきである。

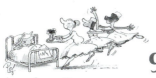

9 こどもたちのケアチームによるケアの継続性が保障されるべきである。

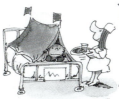

10 こどもたちは、気配りと共感をもって治療され、プライバシーはいつでもまもられるべきである。

Illustrations: © PEF

〔NPHC（こどもの病院環境＆プレイセラピーネットワーク）より〕

資料Ⅱ-4　神奈川県立こども医療センターが掲げる「病院のこども憲章」と「患者さんとご家族の責務」について

a. 病院のこども憲章について	①こどもたちに，安心して治療が受けられる環境を整えます。 ②ご家族が積極的に治療に参加できるよう配慮します。 ③こどもたちやご家族は，自らの健康に関する決定において十分説明を受けて治療に参加する権利を有し，不必要な医療処置や検査から守られます。 ④こどもたちは，身体的・精神的・社会的苦痛の緩和を求めることができます。 ⑤こどもたちや親たちは，年齢や理解度に応じた方法で説明を受けられます。 ⑥こどもたちは，こどもたちやご家族の身体的，情緒的，発達的ニーズに応えられる訓練を受け，技術を身につけたスタッフによりケアされます。 ⑦こどもたちは，年齢や症状にあったあそびや教育が提供され，スタッフが配属された環境におかれます。 ⑧こどもたちやご家族のプライバシーはいつでも守られます。 ⑨こどもたちのケアの継続性に配慮します。
b. 患者さんとご家族の責務について	こども医療センターは，患者さんとご家族が医療に参加し，お互いに理解し協力することが大切だと考えています。 　そのためには，皆様に次のことを守っていただきたいと思います。 ①適切な医療を受けられるように症状の変化やこれまでの経過などについて正確にお知らせください。 ②納得できる医療を受けるために，十分理解できるまで質問してください。 ③十分な治療効果が得られるように治療にご協力ください。 ④こども医療センターの規則や社会的ルールを守ってください。

（神奈川県立こども医療センターのホームページより引用）

3. 小児看護における入退院支援とは

　今までの小児医療での退院支援は，NICU の患者を中心とした制度でした。今回，小児に対する入退院支援の対象として【退院困難な要因】に，「家族又は同居者から虐待を受けている又はその疑いがあること」「生活困窮者であること」「同居の有無に関わらず，必要な養育又は介護を十分に提供できる状況にないこと」という項目が加わり，対象が拡大しています（図Ⅱ-5）。

　つまり，小児医療を提供する側としてはこの要因について，具体的にアセスメントする必要があります。

小児に対する入退院支援（再掲）

○入退院支援加算の対象である「退院困難な要因」に，入院早期から福祉などの関係機関との連携が必要な状態および小児における退院困難な場合を加える。

現　行	改定後
【退院支援加算】[算定要件] 退院困難な要因 ア〜ウ（略） エ，オ（略） カ　同居者の有無にかかわらず，必要な介護を十分に提供できる状況にないこと キ〜ケ（略）	【入退院支援加算】[算定要件] 退院困難な要因 ア〜ウ（略） エ　家族または同居者から虐待を受けている，またはその疑いがあること オ　生活困窮者であること カ，キ（略） ク　同居者の有無にかかわらず，必要な養育または介護を十分に提供できる状況にないこと ケ〜サ（略）

○入退院支援加算1の施設基準の一つである介護支援等連携指導料の算定件数の要件を，小児を専門とする医療機関や病棟に対応する要件に見直す。また，入退院支援加算1，2に小児加算を新設する。

現　行	改定後
【退院支援加算1】[施設基準] 　過去1年間の介護支援連携指導料の算定回数が①および②の合計を上回ること。 ①「イ　一般病棟入院基本料等の場合」の算定対象病床数（介護支援連携指導料を算定できるものにかぎる）に 0.15 を乗じた数 ②「ロ　療養病棟入院基本料等の場合」の算定対象病床数（介護支援連携指導料を算定できるものにかぎる）に 0.1 を乗じた数	【入退院支援加算1】[施設基準] 　過去1年間の介護支援連携指導料の算定回数と過去1年間の相談支援専門員との連携回数（小児入院医療管理料を算定する患者に対する支援にかぎる）の合計回数が①，②および③の合計を上回ること。 ①「イ　一般病棟入院基本料等の場合」の算定対象病床数（介護支援連携指導料を算定できるものにかぎる）に 0.15 を乗じた数 ②「ロ　療養病棟入院基本料等の場合」の算定対象病床数（介護支援連携指導料を算定できるものにかぎる）に 0.1 を乗じた数 ③「イ　一般病棟入院基本料等の場合」の算定対象病床数（小児入院医療管理料を算定する病床にかぎる）に 0.05 を乗じた数

(新) 小児加算　200点（退院時1回）

図Ⅱ-5　小児医療の充実
（厚生労働省保険局医療課：平成30年度診療報酬改定の概要 医科Ⅰ．2018．を参考に作成）

4. 地域との連携強化

　小児に関しても，関係機関との連携を強化することが明記され，地域包括ケアシステムについて意識した体制になっています。また，今までは介護保険での介護支援専門員に当たる役割が小児医療には不在であることが指摘されていました。しかし今回，その役割を相談支援専門員（p59 参照）が担うことが明記され，今後の連携強化が期待されます（図Ⅱ-6〜8）。

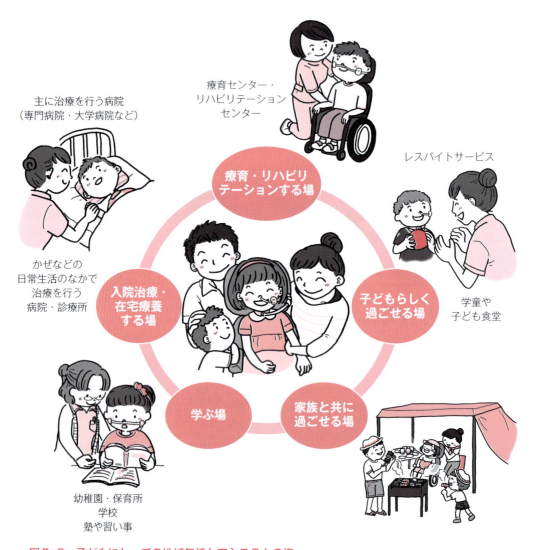

図Ⅱ-6　子どもにとっての地域包括ケアシステムの姿

○入退院時の連携を評価した報酬のうち，入院医療機関が連携先の医療機関と「特別の関係」にあたる場合も算定可能となるように見直す。

[見直す対象]
（１）在宅患者緊急入院診療加算　　　　　（２）精神科救急搬送患者地域連携受入加算
（３）入退院支援加算１　　　　　　　　　（４）精神疾患診療体制加算
（５）退院時共同指導料１および２　　　　（６）在宅患者連携指導料
（７）在宅患者緊急時等カンファレンス料　（８）施設入所者共同指導料

○入院中の患者が退院後に安心して療養生活を送ることができるよう，関係機関間の連携を推進するため，退院時共同指導料について，医師および看護職員以外の医療従事者などが共同指導する場合も評価対象となるように見直す。

現行（共同指導の評価対象職種）	改定後（共同指導の評価対象職種）
【退院時共同指導料１】 患者の在宅療養を担う医療機関の評価 医師，看護師など	【退院時共同指導料１】 患者の在宅療養を担う医療機関の評価 医師，看護師など，薬剤師，管理栄養士，理学療法士・作業療法士・言語聴覚士，社会福祉士
【退院時共同指導料２】 患者の入院中の医療機関の評価	【退院時共同指導料２】 患者の入院中の医療機関の評価
注１　医師，看護師など	注１　医師，看護師など，薬剤師，管理栄養士，理学療法士・作業療法士・言語聴覚士，社会福祉士
注２　医師 ※在宅療養を担う医療機関側の医師と共同指導した場合にかぎる	注２　医師 ※在宅療養を担う医療機関側の医師と共同指導した場合にかぎる
注３　医師 ※以下のうち３者以上と共同指導した場合にかぎる ・在宅療養を担う医療機関の医師，または看護師など ・歯科医師または歯科衛生士 ・薬剤師 ・訪問看護ステーションの看護師など（准看護師を除く） ・介護支援専門員	注３　医師，看護師など ※以下のうち３者以上と共同指導した場合にかぎる ・在宅療養を担う医療機関の医師，または看護師など ・歯科医師または歯科衛生士 ・薬剤師 ・訪問看護ステーションの看護師など（准看護師を除く） ・介護支援専門員　・相談支援専門員

○退院時共同指導料２のうち，入退院支援加算を算定する患者にかかわる退院後の診療などの療養に必要な情報の提供に対する評価について，自宅以外の場所に退院する患者も算定可能とする。

図Ⅱ-7　入退院時の関係機関の連携強化に資する見直し

（厚生労働省保険局医療課：平成30年度診療報酬改定の概要 医科Ⅰ．2018．を参考に作成）

医療と障害福祉との連携の推進

○医療・介護・福祉事業者間での切れ目ない連携を推進する観点から，入退院支援や退院時の指導などにおける要件に障害福祉サービスの相談支援専門員との連携を追加する。

現　行	改定後
【介護支援連携指導料】[算定要件] 　当該保険医療機関に入院中の患者に対して，患者の同意を得て，医師または医師の指示を受けた看護師，社会福祉士などが介護支援専門員と共同して，患者の心身の状態などを踏まえて導入が望ましい介護サービスや退院後に利用可能な介護サービスなどについて説明および指導を行った場合に，当該入院中2回にかぎり算定する。この場合において，同一日に，区分番号 B005 の注3に掲げる加算（居宅介護支援事業者の介護支援専門員と共同して指導を行った場合にかぎる）は，別に算定できない。	【介護支援等連携指導料】[算定要件] 　当該保険医療機関に入院中の患者に対して，当該患者の同意を得て，医師または医師の指示を受けた看護師，社会福祉士などが介護支援専門員または相談支援専門員と共同して，患者の心身の状態などを踏まえて導入が望ましい介護サービスまたは障害福祉サービスなどや退院後に利用可能な介護サービスまたは障害福祉サービスなどについて説明および指導を行った場合に，当該入院中2回にかぎり算定する。この場合において，同一日に，区分番号 B005 の注3に掲げる加算（介護支援専門員または相談支援専門員と共同して指導を行った場合にかぎる）は，別に算定できない。

※在宅患者緊急時等カンファレンス料の算定要件，入退院支援加算1の施設基準についても同様

図Ⅱ-8　障害福祉サービスの相談支援専門員との連携

（厚生労働省保険局医療課：平成30年度診療報酬改定の概要 医科Ⅰ．2018．を参考に作成）

第 III 章

訪問看護と報酬

1. 訪問看護とは

　看護師などが在宅療養生活を送っている人の家を訪問して看護を行うサービスを訪問看護といいます。訪問看護には，診療所や病院などの医療機関からの訪問と，訪問看護ステーションからの訪問があります。訪問看護ステーションによって職種や人数はさまざまですが，理学療法士，作業療法士，言語聴覚士が看護業務の一環として患者の機能訓練を行うことも可能です。医療機関からは，訪問リハビリテーションとしての機能訓練があります。

　管理者は保健師または看護師で，健康保険法の指定を受ける場合は助産師も含みます。

2. 訪問看護制度のあらまし

　平成3（1991）年の老人保健法等の一部改正により老人訪問看護制度が創設され，都道府県知事の指定を受けた老人訪問看護ステーションからの訪問看護が平成4（1992）年4月1日から始まりました。平成6（1994）年には健康保険法等の一部改正により，老人医療の対象外の在宅難病児者，障害児者などの療養者に対しても訪問看護ステーションから訪問看護サービスを提供し訪問看護療養費を支給する，訪問看護制度が実施されました。これにより，老人保健法・健康保険法などに基づく訪問看護サービスは，0歳から高齢者まで利用可能なものとなりました。平成12（2000）年には介護保険法の実施に伴い，介護保険からも訪問看護費が支給されることとなりました。

　小児の訪問看護は平成6年から利用可能となり，24年もの歴史があります。

3. 訪問看護ステーションの利用と診療報酬

　訪問看護ステーションの利用の流れを**図Ⅲ-1**に示します。

　小児の訪問看護ステーションは訪問看護基本療養費（Ⅰ・Ⅱ・Ⅲ）とその加算，訪問看護管理療養費もしくは機能強化型訪問看護療養費（1・2・3）およびその加算，訪問看護情報提供療養費（1,500円），訪問看護ターミナルケア療養費1（25,000円）で構成されています。主治医が交付した訪問看護指示書および訪問看護計画書に基づいた訪問看護について，週に3日を限度として算定します。ただし厚生労働大臣が定める疾病等（別表第7，**表Ⅲ-1**）と特別管理加算（別表第8，**表Ⅲ-2**）の対象児と特別訪問看護指示期間は，訪問看護を週に4日以上算定できます。

　訪問看護基本療養費Ⅰ（週3日目まで5,550円，週4日目以降6,550円）・Ⅱ（同

```
主治医による訪問看護指示書の交付
         ↓
重要事項説明書に基づき
利用者と訪問看護ステーションが契約を交わす
         ↓
主治医と本人・家族と相談して訪問看護計画を立てる
主治医に訪問看護計画書を提出
         ↓
訪問看護の実施
         ↓
訪問看護報告書提出
```

図Ⅲ-1　訪問看護ステーションの利用

表Ⅲ-1　厚生労働大臣が定める疾病等特掲診療料の施設基準等・別表第7

①末期の悪性腫瘍 ②多発性硬化症 ③重症筋無力症 ④スモン ⑤筋萎縮性側索硬化症 ⑥脊髄小脳変性症 ⑦ハンチントン症 ⑧進行性筋ジストロフィー症 ⑨パーキンソン病関連疾患〔進行性核上性麻痺，大脳皮質基底核変性症およびパーキンソン病（ホーエン・ヤールの重症度分類がステージ3以上であって生活機能障害度がⅡ度またはⅢ度のものにかぎる）〕	⑩多系統萎縮症（線条体黒質変性症，オリーブ橋小脳萎縮症およびシャイ・ドレーガー症候群） ⑪プリオン病 ⑫亜急性硬化性全脳炎 ⑬ライソゾーム病 ⑭副腎白質ジストロフィー ⑮脊髄性筋萎縮症 ⑯球脊髄性筋萎縮症 ⑰慢性炎症性脱髄性多発神経炎 ⑱後天性免疫不全症候群 ⑲頸髄損傷 ⑳人工呼吸器を使用している状態（夜間無呼吸のマスク換気は除く）

（厚生労働省告示第45号．2018．より引用）

表Ⅲ-2　特掲診療料の施設基準等・別表第8

①在宅悪性腫瘍等患者指導管理もしくは在宅気管切開患者指導管理を受けている状態にある者または気管カニューレもしくは留置カテーテルを使用している状態にある者
②在宅自己腹膜灌流指導管理，在宅血液透析指導管理，在宅酸素療法指導管理，在宅中心静脈栄養法指導管理，在宅成分栄養経管栄養法指導管理，在宅自己導尿指導管理，在宅人工呼吸指導管理，在宅持続陽圧呼吸療法指導管理，在宅自己疼痛管理指導管理または在宅肺高血圧症患者指導管理を受けている状態
③人工肛門または人工膀胱を設置している状態にある者
④真皮を越える褥瘡の状態にある者
⑤在宅患者訪問点滴注射管理指導料を算定している者

（厚生労働省告示第45号．2018．より引用）

一建物居住者同一日に3人以上週3日まで2,780円，週4日目以降3,280円)・Ⅲ（外泊中1日につき8,500円）では1回の訪問看護は30～90分です。訪問看護の月の初日には，（機能強化型）訪問看護管理療養費のそれぞれの管理療養費（機能強化型1は12,400円，2は9,400円，3は8,400円，それ以外は7,400円）を算定し，月の2日目以降は一律2,980円が加算されます。

＊医療機関からの訪問看護には管理療養費がありません。
＊精神科訪問看護の報酬は別に定められています。
＊准看護師による訪問看護の報酬は別に定められています。
＊利用者は利用料の1～3割とその他の利用料（特別の訪問看護の差額費用，交通費など実費）を支払います。小児の訪問看護では医療助成を受けられることがほとんどです（乳幼児医療や小児慢性特定疾病医療助成，難病医療助成，重度障害者医療など）。

4. 小児訪問看護の利用による診療報酬算定

退院時から安定期，そして終末期までの小児訪問看護の利用による診療報酬算定に関する項目を図Ⅲ-2に示します。この流れに沿って①～⑯まで訪問看護ステーションが提供できるサービスを説明します。

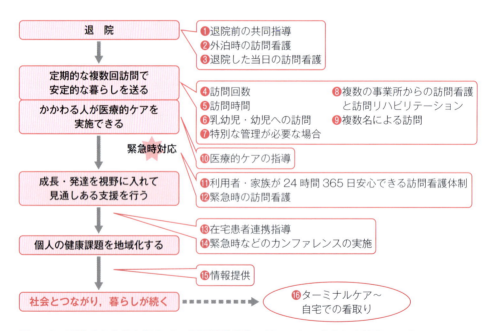

図Ⅲ-2　退院時から終末期までの小児訪問看護の利用による診療報酬算定に関する項目

❶退院時共同指導加算（8,000 円）

退院するにあたり病院の医師と看護師，訪問看護師などが共同で在宅療養生活の指導を行い，文書で指導内容を提供した場合に算定ができます（別表第 7・8 の該当者は，別日に指導した場合は 2 回算定が可能）。さらに別表第 8 の該当者には特別管理指導加算（2,000 円）がつきます。

＊やむを得ない場合（医療資源が少ない地域にある保健医療機関や訪問看護ステーションなど）は，ビデオ通話（リアルタイム画像）での参加でも算定が可能です。

❷訪問看護基本療養費Ⅲ（外泊時訪問看護 8,500 円）

在宅療養に備えて一時的に外泊をしている者で，別表第 7・8 の該当者，または，訪問看護が必要と認められる者に対して算定できます。入院医療機関の主治医による訪問看護指示書が必要で，訪問看護計画書に基づき算定が可能です。別表第 7・8 の該当者は 2 回算定が可能です。

POINT　　　　　　　　　訪問看護指示書と特別訪問看護指示書

訪問看護指示書：居宅で療養を行っている人に主治医が診療に基づいて訪問看護ステーションに対して交付します。指示期間は最長 6 か月までです。指示書に特に記載がない場合の指示期間は 1 か月となります。

特別訪問看護指示書：病状の急性増悪や退院直後などにより、頻回の訪問看護が必要になった場合に交付されます。特別訪問看護指示書による訪問看護は訪問看護指示書が交付されていることが前提条件になっています。指示期間は 14 日間までで、月をまたいでもかまいません。主治医が頻回に訪問看護が必要だと判断するために有効でタイムリーな情報共有をします。

POINT　　　　　　　　　　　　　　　訪問看護基本療養費

適切な専門の研修を受けた看護師の訪問看護基本療養費（12,850 円，管理療養費は算定不可）は，訪問看護ステーションや医療機関の看護師らと共同し，同日に訪問看護を行った場合でも，月に 1 回算定が可能です。対象者は悪性腫瘍の鎮痛療養や化学療法を行っている利用者または真皮を越える褥瘡の状態にある利用者です。その看護師は 5 年以上緩和ケアまたは褥瘡ケアの看護に従事した経験があり，それぞれ 6 か月以上適切な専門の研修を修了した者であることとされています。適切な専門の研修とは，日本看護協会の認定看護師教育課程や日本看護協会が認定している看護系大学の専門看護師です。小児訪問看護にもこのような仕組みがあると専門性が広がるのではないかと考えます。

❸退院支援指導加算（退院した当日の訪問看護 6,000 円）

別表第７・８の該当者，または，退院当日の訪問看護が必要であると認められた者に対して算定できます。

❹訪問回数

医療保険の訪問看護は通常，週に１日（訪問看護基本療養費ⅠまたはⅡ）１回，週に３日までになりますが，別表第７・８に該当する利用者，特別指示期間の利用者には毎日，訪問が可能です。難病等複数回訪問加算として訪問看護ステーションが請求できるのは３回までで，同日は１カ所の事業所しか使えず，請求額は１回目の訪問と比べて２・３回目は半額以下になります。

❺訪問時間（長時間訪問看護加算 5,200 円）

訪問看護基本療養費では 30 分以上 90 分未満ですが，90 分を超える訪問について長時間訪問看護加算があります。訪問看護基本療養費のⅠ・Ⅱ（同一建物居住者）の加算です。長時間訪問看護加算を請求しない場合はステーションごとに設定した料金を利用者が全額自費で支払って利用することができます。

15 歳未満の（準）超重症児，別表第８の該当者，特別訪問看護指示期間に該当する利用者で，１回 / 週 90 分を超えた訪問看護を計画的に提供します。そのうち 15 歳未満の準超重症児と 15 歳未満の別表第８の該当者は３日 / 週算定が可能です。

❻乳幼児加算（1,500 円 / 日）

乳幼児（３歳の誕生日まで），幼児（６歳の誕生日まで）への訪問看護に対して，1,500 円 / 日の加算がつきます。

＊平成 30（2018）年度報酬改定で 500 円から 1,500 円に増額されました。小児訪問看護への期待の表れであろうと思われます。

POINT
病院・診療所からの訪問看護指導料が増額

在宅患者訪問看護・指導料，退院前訪問指導料，退院後訪問指導料がそれぞれ 25 点（250 円）増額されました。

退院後１か月間，別表第８該当者は在宅移行管理加算の請求も可能で，医療依存度の高い人の入退院支援の際に看護師が在宅連携をしやすい体制整備につながるものと思われます。病院の看護師が訪問看護に出向くことで在宅の様子を把握しやすくなり，小児看護の専門性を地域に伝える機会が増えるのではないでしょうか。

❼特別管理加算（重症 5,000 円 / 月，それ以外 2,500 円 / 月）

　気管切開や胃瘻などで計画的な管理を行うなど特別な管理が必要な場合（別表第 8 該当者）には，重症度が高い場合は 5,000 円 / 月，それ以外は 2,500 円 / 月の加算がつきます。

＊「重症度が高い」とは，在宅悪性腫瘍等患者指導管理もしくは在宅気管切開患者指導管理を受けている者，または気管切開カニューレもしくは留置カテーテルを使用している状態にある者とされています。

❽複数の事業所からの訪問看護

　複数の実施主体からの訪問看護が利用可能な場合があります。週に 4 日以上の訪問看護が計画されている場合は 2 カ所，7 日間計画されている場合は 3 カ所の訪問看護ステーションの利用が可能です。

❾複数名による訪問（複数名訪問看護加算）

　複数名の訪問看護の必要があって同時に看護職員と看護師などが複数名で訪問した場合に算定ができます（4,500 円 1 日 / 週）。看護補助者も可能です（3,000 円 3 日 / 週）。看護補助者は，別表第 7・8 該当者は毎日複数回の訪問が可能です。

POINT　　　訪問看護ステーションのみにある療養費【訪問看護管理療養費】

　訪問看護ステーションでは，安全な訪問看護が提供できる体制整備が義務づけられています。主治医に訪問看護計画書・報告書を提出するとともに，連携確保，計画の見直し，休日・祝日なども含めた計画的な管理を継続しなくてはなりません。訪問先で発生した事故，インシデントなどが報告されて，その分析や改善策が実施される体制をとります。褥瘡アセスメントの記録などは参考様式がありますが，小児訪問看護には特別な決まりごとはありません。しかし，小児ならではの成長・発達に関する記録などを残し，訪問看護の評価に役立てましょう。

　利用者家族との電話連絡，療養相談，訪問看護実施に関する計画的な管理（ほかの訪問看護ステーションとの連絡調整を含む）も療養費に含まれます。理学療法士らの訪問に関しても看護と一体的な提供を行い，計画書や報告書の作成，利用者の状態の変化を共有し，理学療法士らの訪問を強く希望されている場合も看護職員の定期的な訪問が必要です。小児訪問看護では複数箇所のステーションを利用していることがあり，目標の設定，計画立案，訪問看護の実施および評価を共有します。衛生材料を使用している利用者についてはそれらが適切に使用されているかを確認し，支障がないかどうか訪問看護計画を立案し，使用実績を報告書に記載して主治医と連携して療養生活を整えます。このような訪問看護ステーションの体制整備に対して訪問看護療養費が設けられています。

❿医療的ケアの指導（看護・介護職員連携強化加算 2,500 円）

　喀痰吸引等（特定行為業務）を行う介護職員などと同行訪問して実施にあたり，その計画書・報告書の作成，緊急対応の助言を行ったり，実施の確認や連携体制にかかわるケア会議などに出席などをすると算定できます。

⓫利用者や家族が24時間365日安心できる訪問看護体制（24時間対応体制加算6,400円／月）

　電話などに常に対応ができ，時間外にも緊急時訪問看護ができる体制をとっている場合に算定ができます。

＊平成30年度の報酬改定で電話対応のみの対応では算定できなくなり，訪問可能な体制に対して増額となりました。

⓬緊急時の訪問看護（緊急訪問看護加算 2,650 円／日）

　状態が変化したときに，本人や家族の求めに応じて主治医（診療所または在宅療養支援病院の保険医）からの指示に基づいて訪問します。

＊複数の訪問看護ステーションが1人の利用者に訪問看護を行う場合，2つ目の訪問看護ステーションが加算する。

⓭在宅患者連携指導（在宅患者連携指導加算 3,000 円／月）

　医療関係職種間で文書などにより共有された診療情報をもとに，利用者や家族に指導を行い，その内容や療養上の留意点について他職種に情報提供した場合に算定できます。

POINT　　　　　　　　　　　　　　　訪問看護情報提供療養費

　訪問看護基本療養費を算定している訪問看護ステーションが情報を提供すると1回／月算定ができます。

　この療養費には3種類あって，「訪問看護情報提供療養費1・市町村等」「訪問看護情報提供療養費2・義務教育諸学校」「訪問看護情報提供療養費3・保健医療機関等」に情報提供されます。以前から市町村への訪問看護情報提供療養費はありましたが，小児の訪問看護の実施に当たり，学校との連携が重要であること，医療依存の高い子どもたちの訪問看護が多いことから医療機関との情報交換も8割近く実施されており，それらの実態も踏まえて平成30（2018）年の報酬改定で，義務教育諸学校と保健医療機関などが対象に加わりました（p67参照）。義務教育諸学校については入学または転学時の当該学校に初めて在籍する月に情報提供した場合とされており，最初の情報から徐々に変化するであろう子どもたちのことを想像すると今後の見直しも必要ではないかと考えます。

訪問看護ターミナルケア療養費

ターミナルケアの実施については厚生労働省「人生の最終段階における医療の決定プロセスに関するガイドライン」などの内容を踏まえて，本人と家族の意思決定を基本にほかの関係者との連携のうえで訪問看護を提供していきます。訪問看護はターミナル期になったら支援体制（訪問看護ステーションの連絡担当者の氏名，連絡時の注意事項，連絡先の電話番号など）を説明します。具体的には，今夜もし看取りになったら誰が訪問看護師として自宅に来てくれるのかをはっきりと伝えるということです。安心して最期の時が迎えられるようにターミナルケア療養費は考えられています。

⓮緊急時などのカンファレンスの実施（在宅患者緊急時等カンファレンス加算 2,000円／月 2 回）

状態の変化や治療方針の変更などに伴って，利用者にかかわる医師・歯科医師・薬剤師などと一緒に利用者宅でカンファレンスを開いて，療養するうえで必要な指導を行います。

⓯情報提供（訪問看護情報提供療養費 1,500円／月）

市区町村など，義務教育諸学校・保健医療機関などに対して，求めに応じて提供した場合に算定ができます。義務教育諸学校に対しては入学時や転学時とされていますが，成長・発達に伴い，ほかの場合でも情報提供が必要になると思われます。

⓰ターミナルケア（訪問看護ターミナルケア療養費 1　25,000円）

在宅での看取りを希望する人に対して最期まで緩和ケアを提供し，その人らしい暮らしのなかで看取りを行います。

5. 小児の訪問看護に期待が高まる理由

小児の地域包括ケアシステムの構築が推進される理由として医療的ケア児の急増があげられます。医療的ケア児は，歩行可能であったり，知的障害や発達障害が軽度または障害がない子どもから重症心身障害児まで，障害の程度や病態などが多様です。

医療的ケア児はこの 10 年で 2 倍となり，在宅人工呼吸指導管理料算定を受けている小児患者（19 歳以下）は 10 倍に増加しました（図Ⅲ-3・4）。それに伴い小児の訪問看護利用者数も増加し，図Ⅲ-5 に示すように平成 17（2005）年からの 10 年間では小児の訪問看護の利用は 6 倍，医療機器を必要とする可能性が高い，別表第 7・8 の状態にある子どもたちが平成 23（2011）年からの 6 年間で 2.7 倍，医療的ケアのない重

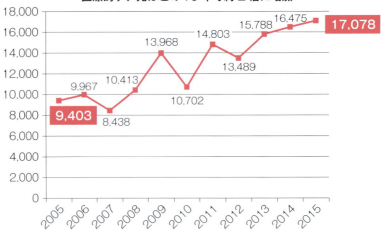

図Ⅲ-3　医療的ケア児数

〔奈倉道明：医療的ケア児数と資源把握．田村正徳（研究代表者），「医療的ケア児に対する実態調査と医療・福祉・保健・教育等の連携に関する研究」の中間報告．平成28年度厚生労働科学研究費補助金障害者政策総合研究事業，2016．https://www.mhlw.go.jp/file/06-Seisakujouhou-12200000-Shakaiengokyokushougaihokenfukushibu/0000147259.pdf より引用〕

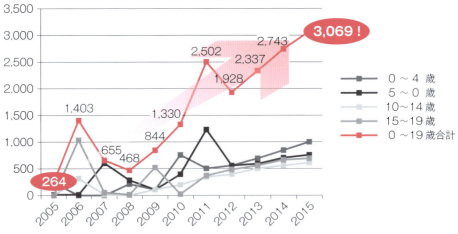

出典：社会医療診療行為別調査（厚生労働省）

図Ⅲ-4　19歳以下における在宅人工呼吸指導管理料算定件数の推移

〔奈倉道明：医療的ケア児数と資源把握．田村正徳（研究代表者），「医療的ケア児に対する実態調査と医療・福祉・保健・教育等の連携に関する研究」の中間報告．平成28年度厚生労働科学研究費補助金障害者政策総合研究事業，2016．https://www.mhlw.go.jp/file/06-Seisakujouhou-12200000-Shakaiengokyokushougaihokenfukushibu/0000147259.pdf より引用〕

○訪問看護ステーションからの訪問看護を受ける小児（15歳未満）の利用者数は増加しており，近年増加傾向が著しい。
○小児の訪問看護利用者数のうち，難病などや医療的ケア（基準告示第2の1）に該当する者の割合は，平成23年に比べて平成29年は約2.7倍である。

■小児の訪問看護利用者数の推移

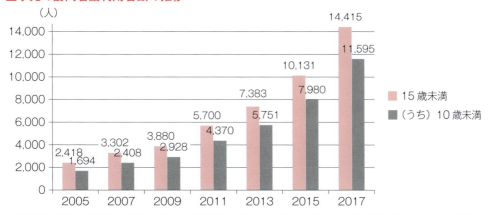

■小児の訪問看護利用者数のうち，基準告示第2の1に該当する者（別表第7・8）の割合

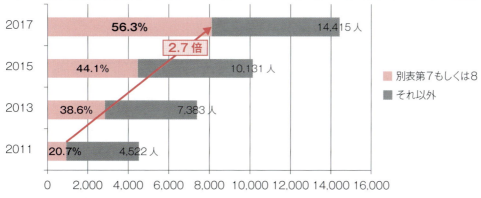

出典：保険局医療課調べ（各年6月審査分より推計，平成29年は暫定値）

図Ⅲ-5　小児の訪問看護利用者の状況
〔厚生労働省：中央社会保険医療協議会総会（第370回）資料．2017．を参考に作成〕

症心身障害児や内部障害，小児がんなど小児慢性特定疾病患児の利用も2倍になっています（図Ⅲ-6）。この傾向はさらに進むと予測され，今後ますます小児の訪問看護の需要は高まっていくと考えられます。

○超重症児・準超重症児の利用者数は増加傾向である。また，超重症児・準超重症児には該当はしないものの，医療的ケアが必要といった別表第8に該当する小児も一定数訪問看護を利用している。
○超重症児（者）・準超重症児（者）は，週3回，長時間訪問看護加算を算定することが可能であるが，医療的ケアが必要であっても，歩行が可能である小児は，週1回のみの算定となる。

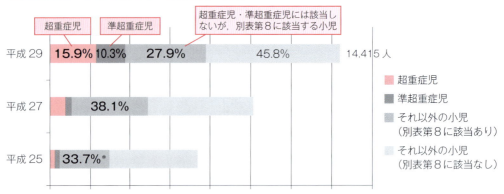

図Ⅲ-6　超重症児・準超重症児・それ以外の小児に対する訪問看護
〔厚生労働省：中央社会保険医療協議会総会（第370回）資料．2017．を参考に作成〕

6. 小児の訪問看護には「ケアマネジャー」が不在

　介護保険では，医療系サービスも含めて介護支援専門員（ケアマネジャー）が給付管理やモニタリングを行うことになっています（身体介護の時間と請求，訪問看護の時間と請求，自己負担額の管理，そのサービス提供の内容や効果など）。
　一方，医療的ケア児に関しては，福祉サービスの利用計画を作成する相談支援専門員（介護保険制度のケアマネジャーに相当する職種）はいますが，障害児者福祉には訪問看護などの医療サービスが位置づけられていないため，医療サービスを含めてマネジメントすることのできる相談支援専門員は少ないのが実情です。平成30年度の報酬改定

で，入退院支援加算の算定要件（退院支援計画の作成）には必要に応じて相談支援専門員がかかわることと明記されましたので，今後，病院で開催されるケア会議などに相談支援専門員の参加が増えると考えられます。

しかし現時点では，上記のとおり医療サービスまでトータルにプランニングできる相談支援専門員が少ないこともあり，小児については家族が自ら支援計画を立てる「セルフプラン」が多いのが実情です。セルフプランの場合は当然ながら相談支援専門員が付いていませんから，定期的なモニタリングも行われません。そのため，医療的ケア児については，福祉サービスと医療サービスを複合的にマネジメントする必要があるにもかかわらず，ケアマネジャーに相当する人が誰もいないということが起こりうるわけです。

小児の地域連携の大きな特徴は，子どもに必要な社会資源が医療や福祉，教育などの幅広い分野にまたがるという分野的な広がりだけでなく，その資源が市区町村域（身近な地域）と都道府県域（広域）の両方にまたがるという地域的な広がりをもつという点にあります。障害者総合支援法に基づく市区町村事業として位置づけられている相談支援事業や相談支援専門員が広域のサービスにも視野を広げられるように，3次医療を担う病院や，レスパイト先になる療育機関の病院，2次地域病院などの看護師やソーシャルワーカーは，障害者相談支援を積極的にサポートし，医療的ケア児にも対応できる相談支援専門員が育ち，活躍できるようにしたいものです。

他方で，現実問題として医療的ケア児の地域生活をコーディネートできる人材が不足しています。小児にかかわる看護師やメディカルソーシャルワーカー（MSW），外来看護師，訪問看護師などが訪問看護の制度・役割だけでなく，障害福祉サービスのことも十分に理解してサービスを有効活用できるマネジメント力をもつことが，小児在宅支援の質の向上につながると思われます。

7. 医療的ケア児を支える相談支援体制；相談支援専門員と医療的ケアコーディネーター養成

✚ 相談支援専門員とは

相談支援専門員とは，障害児者の生活に関するさまざまな相談に応じる相談員のことです。自立した日常生活・社会生活を送れるように，サービス等利用計画（障害福祉サービスの利用計画）の作成や，入所施設等からの地域生活移行・定着に向けた支援など，生活全般の相談支援を行います。

国家資格ではないため特に試験制度はなく，研修受講で任用されますが，障害福祉サービスなどの実務経験を積まないと研修受講資格が得られない仕組みになっています。具体的な資格要件は非常に複雑ですが，概ねの要件は**表Ⅲ-3・4**のとおりです。

このように，相談支援専門員は看護職員としての資格などに加え，障害児者の相談業

表Ⅲ-3　相談支援専門員の要件（抜粋）

相談支援専門員は，次の①および②のいずれも満たすことが要件となっている。

①実務経験者であること（表Ⅲ-4「相談支援専門員の要件となる実務経験」参照）

②相談支援従事者初任者研修[*1]を修了し，当該研修を修了した日の属する年度の翌年度を初年度として，5年目の年度末までに，相談支援従事者現任研修[*2]を修了していること。以降，5年度間に1回以上相談支援従事者現任研修を修了すること。

[*1]：相談支援従事者初任者研修
　都道府県知事が障害者などの意向を踏まえ，必要な保健，医療，福祉，就労支援，教育などのサービスを総合的かつ適切に利用するための援助に関する知識および技術を習得させることを目的として行う研修であって，下表に定める以上の者

区　分	科　目	時間数
講　義	障害者自立支援法および児童福祉法の概要ならびに相談支援事業従事者の役割に関する講義	6.5
	ケアマネジメントの手法に関する講義	8
	地域支援に関する講義	6
演　習	ケアマネジメントプロセスに関する演習	11
合　計		31.5

[*2]：相談支援従事者現任研修
　相談支援の業務に従事している者の資質向上を目的として行う研修であって，下表に定める以上の者

区　分	科　目	時間数
講　義	障害福祉の動向に関する講義	2
	地域生活支援事業に関する講義	
	相談支援の基本姿勢およびケアマネジメントの展開に関する講義	2
	協議会に関する講義	2
演　習	ケアマネジメントに関する演習	12
合　計		18

（厚生労働省：相談支援専門員及びサービス管理責任者等の研修制度の見直しについて．第89回社会保障審議会障害者部会資料，2018．を参考に作成）

務や直接支援業務の経験を重視して資格を付与することになっています。

　また，資格研修も「初任者研修」「現任者研修」の二層構造となっており，初任者研修修了後に相談支援専門員の資格証が交付されますが，以後は少なくとも5年に1度の現任者研修を修了しなければ資格が失効することになっています。

　一般的な生活上の相談や福祉サービスの利用に関する相談を受けるだけでなく，障害福祉サービスの支給決定に必要な「サービス等利用計画」（介護保険制度のケアプランに相当するもの）を作成するほか，実際のサービス利用調整や定期的なモニタリング（居宅訪問による現状確認と計画の見直し）などを担う，非常に重要なポジションであるといえます。しかし，相談支援専門員は医療的ケア児に限らず幅広い年齢層と障害特性に対応する必要があることから，養成研修のカリキュラムにも医療的ケアに特化した項目はなく，医療知識の水準にも大きな個人差があります。

表Ⅲ-4　相談支援専門員の要件となる実務経験（抜粋）

下記の①～③のうち，いずれかに該当する者
① a および b の期間が通算して 5 年以上である者
② c の期間が通算して 10 年以上である者
③ a～c の期間が通算して 3 年以上かつ d の期間が通算して 5 年以上である者

業務の範囲			業務内容	実務経験年数
相談支援の業務	a	一	障害児相談支援事業，身体障害者相談支援事業，知的障害者相談支援事業その他これらに準ずる事業の従事者	5 年以上
		二	児童相談所，身体障害者更正相談所，精神障害者地域生活支援センター，知的障害者更生相談所，福祉事務所その他これらに準ずる施設の従業者またはこれに準ずる者	
		三	障害者支援施設，障害児入所施設，老人福祉施設，精神保健福祉センター，救護施設および更生施設，介護老人保健施設その他これらに準ずる施設の従業者またはこれに準ずる者	
		四	病院もしくは診療所の従業者またはこれに準ずる者（社会福祉主事任用資格者，相談支援の業務に関する基礎的な研修を修了するなどにより相談支援の業務を行うために必要な知識および技術を習得したと認められる者（訪問介護員 2 級以上に相当する研修を修了した者），d の国家資格を有する者，上記一から三に掲げる従業者である期間が 1 年以上の者に限る）。	
		五	障害者職業センター，障害者就業・生活支援センターの従業者	
		六	特別支援学校その他これらに準ずる機関において障害のある児童および生徒の就学相談，教育相談および進路相談の業務の従事者	
介護等の業務	Ⅰ		障害者支援施設，障害児入所施設，老人福祉施設，介護老人保健施設，病院または診療所の病室であって，療養病床にかかわる者その他これらに準ずる施設の従業者	
	Ⅱ		障害福祉サービス事業，障害児通所支援事業，老人居宅介護等事業の従事者またはこれに準ずる者	
	Ⅲ		病院もしくは診療所または薬局，訪問看護事業所その他これらに準ずる施設の従業者	
	上記Ⅰ～Ⅲに掲げる施設において，b の 1～4 の資格を有して直接支援業務に当たった者			
	b	1	社会福祉主事任用資格を有する者	5 年以上
		2	相談支援の業務に関する基礎的な研修を修了するなどにより相談支援の業務を行うために必要な知識および技術を習得したと認められる者（訪問介護員 2 級以上に相当する研修を修了した者）	
		3	児童指導員任用資格者	
		4	精神障害者社会復帰指導員任用資格者	
		5	保育士	
	c　上記Ⅰ～Ⅲに掲げる施設において，b の 1～4 の資格に該当せず直接支援業務に当たった者			10 年以上
右の資格該当者	d　医師，保健師，助産師，看護師，准看護師など			上記 a～c に従事した期間が通算して 3 年以上で，かつ d 国家資格による業務に従事した期間が 5 年以上

（厚生労働省：指定相談支援の提供に当たる者として厚生労働大臣が定めるもの，平成 18 年厚生労働省告示第 549 号，2006．を参考に作成）

✚ 医療的ケアコーディネーター養成

　国では都道府県を対象に，医療的ケア児者や重症心身障害児者の支援特性に着目した，専門性の高いコーディネーターを養成して所管域内各地に配置することを求めています。医療的ケアと重症心身障害には共通点もありますが相違点も多いことから（p76，表Ⅳ-1参照），現時点では医療的ケアと重症心身障害で異なるコーディネーターの養成研修を設定しています。

　医療的ケア児者のコーディネーターを養成する研修は「医療的ケア児等コーディネーター養成研修」（図Ⅲ-7）と呼ばれ，医療的ケアに関する専門的な知識と経験を体得し，

目　的
○人工呼吸器を装着している障害児その他の日常生活を営むために医療を要する状態にある障害児や重症心身障害児など（以下，医療的ケア児など）が地域で安心して暮らしていけるよう，医療的ケア児などに対する支援が適切に行える人材を養成するとともに，医療的ケア児などの支援に携わる保健，医療，福祉，教育などの関係機関などの連携体制を構築することにより，医療的ケア児などの地域生活支援の向上を図ることを目的とする。

事業内容
（1）医療的ケア児などを支援する人材の養成 　　地域の障害児通所支援事業所，保育所，放課後児童クラブおよび学校などにおいて医療的ケア児などへの支援に従事できる者を養成するための研修や，医療的ケア児などの支援を総合調整する者（以下，コーディネーター）を養成するための研修を実施する。 （2）協議の場の設置 　　地域において医療的ケアなどの支援に携わる保健，医療，福祉，教育などの各分野の関係機関および当事者団体などから構成される協議の場を設置する。協議の場では，現状把握・分析，連絡調整，支援内容の協議など地域全体の医療的ケア児などの支援に関する課題と対応策の検討などを行う。

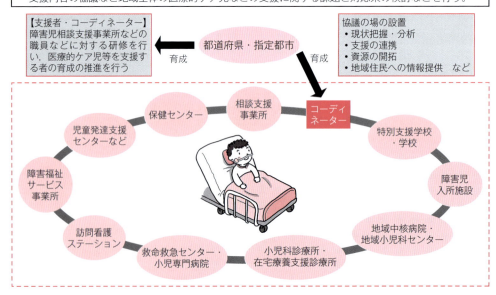

図Ⅲ-7　医療的ケア児等コーディネーター養成研修等事業
（厚生労働省：医療的ケアが必要な障害児への支援の充実に向けて．平成29年度医療的ケア児等の地域支援体制構築に係る担当者合同会議，2017．を参考に作成）

関係機関との連携（多職種連携）を図ることを中心にカリキュラムが組まれています。本人の健康維持，多職種連携による包括的・継続的な関与による生活支援システム構築のキーパーソンとしての役割が期待されています。

一方の重症心身障害児者のコーディネーターを養成する研修は「重症心身障害児者等コーディネーター育成研修」と呼ばれ，重症心身障害児者等に関する専門的な知識と経験の蓄積，本人中心支援と自立支援を継続していくための家族との信頼関係づくりなどを狙いとしてカリキュラムが組まれています。重症心身障害児者の場合，必ずしも医療的ケアが必要というわけではありませんが，地域生活のための資源が圧倒的に不足している点では医療的ケア児者と状況は変わりません。そのため，多職種連携を実現するためのパートナーシップの構築や地域に必要な資源などの改善，開発に向けての実践力などが役割として期待されています。

医療関係者側からみると，退院時カンファレンスで出会う職種としては相談支援専門員が中心となりますが，医療的ケアに関するノウハウなどのサポートが必要な状況であれば，都道府県へ連絡して医療的ケア児等コーディネーター，重症心身障害児者等コーディネーターの同席を求めるなどのフォロー体制を敷くことも考えられます。

ここで注意が必要なのは，相談支援専門員がすべて医療的ケアコーディネーター研修を受講していないことや医療的ケアコーディネーターがすべて相談支援専門員としてサービス計画を立案するという仕組みになっていないことです。

8. 医療的ケア児も利用可能な 療養通所介護・小規模多機能型サービス

ここまで取り上げた報酬上の扱い以外にも，法制度の運用が見直されることで医療的ケア児のサービス利用先が広がるケースもあります。なかでも療養通所介護と小規模多機能型サービスは活用が期待されています。

療養通所介護とは介護保険法の通所型サービスで，医療的ケアを必要とする高齢者が利用するものです。看護職員が多数配置されており，訪問看護ステーションを併設していることもあります。利用定員は9名です。この療養通所介護については，平成24（2012）年に国から通知が発出されており，特別な人員配置の変更なしに重症心身障害児を対象とした児童発達支援，放課後等デイサービス，生活介護の各事業を併設できるようになっています。療養通所介護の定員枠内であれば，医療的ケアを必要とする未就学児から高齢者までが同じ事業所を利用できるわけです。

この扱いについて，今回の介護保険サービス報酬改定で見直しがなされ，これまでの定員9名が倍増され，18名となりました。もちろん，定員が増えた分の職員配置や活動スペースの確保は必要となりますが，より多くの医療的ケア児者が通所できる可能性が広がったことになります。

COLUMN　医療型短期入所事業所開設支援

　小児は地域的な広がりをもつという特徴も踏まえて，できるだけ身近な地域でサービス利用ができるように，医療型短期入所事業所開設支援を進めていくようです（図）。共生型の利用が促進されて医師や看護師の常駐する身近な施設利用が可能になるように支援する取り組みです。小児の成長・発達や育ちにとって最善な療育環境を考えサービスをつくっていくことが重要だと考えます。

目　的
○医療型短期入所事業の対象である重症心身障害児者などが身近な地域で短期入所を利用できるよう，医療機関や介護老人保健施設による医療型短期入所事業所の開設を支援し，重症心身障害児者などが在宅で安心した生活を送れるよう支援の充実を図ることを目的とする。

事業内容
1）新規開設に向けた医療機関などに対する講習など
　医療型短期入所事業所の新規開設に向けて，医療機関や介護老人保健施設などに対し，重症心身障害児者などに対する支援の基礎的な知識や，既存施設の短期入所における支援事例などについての講習などを実施する。
2）新規開設事業所の職員に対する研修など
　新規開設事業所の職員に対し，重症心身障害児者などの障害特性に関する知識や支援技術の習得を図るための実地研修などを実施する。
　例えば，新規開設事業所とすでに医療型短期入所事業を実施している施設との間で，職員を相互に交換する研修を実施することなどが考えられる。

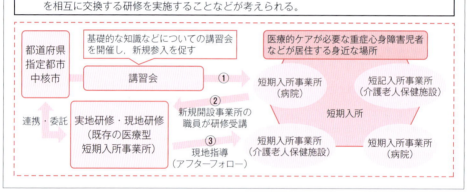

図　医療型短期入所事業所開設支援〔都道府県事業（指定都市，中核市も可）〕
（厚生労働省：医療的ケアが必要な障害児への支援の充実に向けて．平成28年度医療的ケア児等の地域支援体制構築に係る担当者合同会議，2016．を参考に作成）

　もう一つの小規模多機能型サービスも介護保険制度に位置づけられた類型の1つで，正式名称は小規模多機能型居宅介護（以下，小多機）です。地域密着型のサービスとして，事業所へ「通所」機能，自宅への「訪問」機能と，短期の「宿泊」機能を兼ね備えた事業類型となっています。また，サービス提供の柔軟性も高く，例えば通所機能でいうと，通常のデイサービスであれば決められたプログラムに沿って決められた時間まで滞在することになりますが，小多機の場合は食事のみ，入浴のみのように短時間の滞在

も認められています。そして，この小多機には訪問看護ステーションが主体となってサービス展開する「看護小規模多機能型居宅介護（以下，看護小多機）」の類型もあり，小多機のフレキシブルなサービス提供に，訪問看護の機能をプラスすることができるようになっています。

　今回の総合支援法と介護保険法の改正では，この小多機と看護小多機に「共生型」と呼ばれる類型が新設されました。共生型とは，介護保険事業所が一部の障害児者福祉サービスを提供できる仕組みのことで，小多機（看護小多機）の場合には，障害者の通所サービスである生活介護，自立訓練（機能訓練，生活訓練）と，障害児の通所サービスである児童発達支援，放課後等デイサービスに加えて短期入所が併設可能となっています。こうした組み合わせはすでに一部の地域で先駆的に展開されており，「富山型デイサービス」という名称を聞いたことのある人も多いかと思います。今回の法改正で導入された共生型は，富山型デイサービスが全国展開されたものといえるでしょう。さらに，小多機や看護小多機の場合には短期入所も併設可能となります。こうしたことから，特に看護小多機については，前述の療養通所介護と併せて，医療的ケア児者の通所先拡大が期待されるほか，圧倒的に不足している短期入所先としても大きな期待が寄せられています。

9. 訪問看護を必要としている子どもたち

　小児の訪問看護では，子どもの育ちと成長・発達を支援していくことを目的として，医療機器の管理や医療的ケア，家族ケア，時にはレスパイトサービスなどを提供していきます。そのような訪問看護を必要としているのは下記のような子どもたちです（主治医が必要だと判断して，訪問看護指示書が交付されれば訪問看護は利用が可能です）。
　①周産期に関連した疾病をもつ子ども
　②出生直後から医療処置を継続する子ども
　③外科的治療前後の子ども
　④慢性疾患をもつ子ども
　⑤重症心身障害児
　⑥終末期にある子ども（小児がん，遺伝子疾患など）
　⑦乳児期以降の発病や事故，虐待
　⑧不適切な養育環境

　重度な心疾患や悪性腫瘍などの子どもも外来治療の可能性の高まりや，医療機器の小型化・高性能化，医療機器安全のためのシステム化が進み，ほぼ在宅で時々入院という環境で専門的な治療も受けられるようになってきました。訪問看護を必要とする子どもたちの状態像はどんどん変化して多様になっていくと考えられます。

| COLUMN | 重症心身障害児（者）および医療的ケア児に関する在宅レスパイト事業（東京都・市区町村の取り組み） |

　利用回数は月に 4 回まで年間 24 回を限度，利用時間は 30 分単位で 2 〜 4 時間。医療保険で訪問看護を利用している者が対象です。

　例：訪問看護ステーションの収入は 2 時間で約 15,000 円，利用者負担は 180 〜 370 円程度で所得区分によって決められています。在宅レスパイトサービスは自宅でのサービスになりますが，そのことで家族の疲れが癒えて心に余裕ができ外出が増えたり，社会とつながりがもてるように支援します。

10. 子どものケアプランの特徴

　高齢者に比べて小児の訪問看護は，生まれて初めて自宅での生活を始める場合が多いために環境整備や，育児や介護の手順などの確立までに時間を要します。介護職員への医療的ケアの実施指導も必要です。医療の訪問看護の滞在時間は 30 分以上 90 分未満ですが，多くのステーションが延長せざるを得ない状況にあり，平成 21（2009）年に長時間訪問看護加算が新設されました。通常は 1 週間に 1 日ですが，15 歳未満の重症心身障害児は 3 日までの加算対象となりました。しかし，歩行可能な医療的ケア児が増加したため，平成 30 年に別表第 8 に該当し 15 歳未満の児に対しても週に 3 日の加算が可能になりました。

　小児は，家族が片時もそばを離れることができないのも特徴の一つです。日常的な買い物やゴミ捨てなどにも困っています。きょうだいの保育所や幼稚園の送迎などの際に誰かが留守番できるプランがないと，その子を自宅に置いたまま，きょうだいの送迎のために外出せざるを得なくなります。家族だけで解決できないことも多いので，長時間の訪問看護は暮らしの大きな支えになるのです。

　小児の訪問看護は 0 歳児から長期にわたり利用者となります。ライフステージに合わせて必要な時間帯やニーズも変化します。連携する相手も，医療機関だけではなく，行政，福祉，教育と多様になっていきます。小児の訪問看護は滞在時間が長く連携先も多いため手間がかかりますので，乳幼児加算や長時間訪問看護加算，訪問看護情報提供療養費などをじょうずに使って質の高い訪問看護の提供に努めていきましょう。

COLUMN　　　　　　　　　　　　　　　　　　　　訪問看護情報提供療養費

　訪問看護情報提供療養費が市町村に対する提供のみでしたが，義務教育諸学校と保健医療機関などへの提供が可能になりました（図）。

○小児の訪問看護を実施している訪問看護ステーションにおける連携については，「子どもの通学する支援学校との連携や情報交換」といった学校との連携が約3割で行われている。
○医療保険以外での学校での訪問看護の提供にあたっては，訪問看護ステーションと学校の間で日々の様子などの情報共有が行われている。

■小児の訪問看護を実施している
　訪問看護ステーションにおける関係機関などとの連携

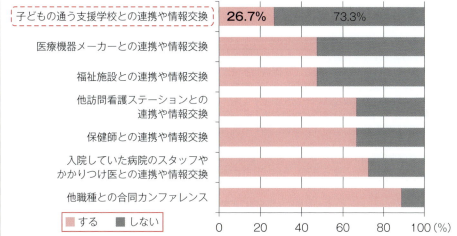

※調査対象は大分県内の訪問看護ステーションで小児の訪問看護を実施している19施設のうち回答が得られた18ステーション
〔草野淳子，高野政子，下迫絵梨，他：大分県内における在宅療養児の訪問看護の実態と課題．看護科学研究 13(1)：1-8，2015．のデータをもとに保険局医療課が作成〕

■訪問看護ステーションと学校の連携の例

教職員	・ノートや申し送り・連携会議などで連携． ・病状や精神面などについて，面会や電話連絡で連携している． ・処置時間前後に教頭か担当教員に挨拶．訪問した際，その日の学校での様子を聞き，処置後必ず状態・状況を教員に伝える．
学校看護師	・学校看護師とは一番最初のみの顔合わせで，直接申し送る機会がないので，学校に申し送り用のノートを準備してもらい，訪問看護担当曜日以外の情報を入手している．また，訪問看護ステーションも担当日の様子をノートに書いて申し送りをしている．

※自治体や教育委員会などからの依頼により，学校を訪問し医療的ケアなどの訪問看護を提供している訪問看護ステーション20カ所への調査　　（全国訪問看護事業協会：日本訪問看護財団調べ．2017．）

（参考）障害者総合支援法施行3年後の見直しについて（抜粋）
　　　　～社会保障審議会障害者部会報告書～（平成27年12月14日）
○医療技術の進歩などを背景として，NICUなどに長期間入院した後，人工呼吸器などを使用し，痰の吸引などの医療的ケアが必要な障害児（医療的ケア児）が増加している．このような医療的ケア児が在宅生活を継続していこうとする場合，障害児に関する制度のなかで医療的ケア児の位置づけが明確ではないことなどから，必要な福祉サービスが受けにくいほか，医療，福祉，教育などの関係機関との連携が十分ではないことなどから，家庭に大きな負担がかかっているとの指摘がある．

図　訪問看護ステーションと学校との連携
〔厚生労働省：中央社会保険医療協議会総会（第370回）資料．2017．を参考に作成〕

11. 医療的ケア児の増加で地域は看護師を求めています

　地域における医療的ケア児の支援体制の整備は図Ⅲ-8 にあるように，医療，福祉，教育，保健，保育，教育に看護師が配置できるように報酬全体を改定しています。配置される看護師には小児看護の経験者を望まれることでしょうが，その人材はなかなか見つかりません。そこで，各地域における人材育成は今後の小児の地域包括ケアシステムの構築には欠かせないことになります。在宅医療関連講師人材養成事業では，地域の人材育成の計画立案や，講師などコアになる人材育成事業を行い，それらを参考にして各自治体で取り組みが始まっています（図Ⅲ-9）。

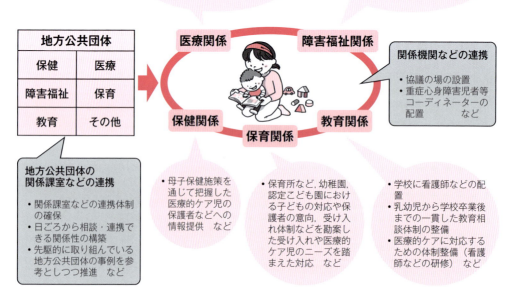

図Ⅲ-8　地域における医療的ケア児の支援体制の整備
（厚生労働省：医療的ケアが必要な障害児への支援の充実に向けて．平成 29 年度医療的ケア児等の地域支援体制構築に係る担当者合同会議，2017．を参考に作成）

【趣　旨】
○地域包括ケアシステムの構築に向け，在宅医療にかかわる人材育成の取り組みは今後もいっそう活発化することが見込まれる。
○国において，将来の講師人材の不足や質の格差などの問題に対処し，地域の取り組みを財政面以外でも支えていくため，在宅医療に関する専門知識や経験を豊富に備え，地域で人材育成事業を支えることのできる高度人材を育成する。

【事業概要】
○医師を対象とした「①高齢者向け在宅医療」「②小児向け在宅医療」と，看護師を対象とした「③訪問看護」の3つの分野ごとに，人材育成プログラムの開発を行うとともに，相応の経験を積んだ医療従事者，団体役員などに対し，中央研修を実施する。
※小児分野では，行政職員が医師と共に研修に参加し，地域の実情に応じた研修プログラム作成に取り組む演習も実施している。

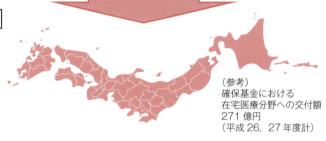

図Ⅲ-9　在宅医療関連講師人材養成事業
（厚生労働省：地域包括ケアシステムにおける在宅医療への期待．平成29年度厚生労働省委託事業「平成29年度在宅医療関連講師人材養成事業」研修会，2018．を参考に作成）

12. 広がる看護職員の子育て支援職域

医療的ケア児への支援は,保健医療や障害福祉といった専門特化した分野だけでなく,保育や子育て支援の分野にも広がりをみせています。

例えば,保育の分野では,モデル事業として医療的ケア児の保育所受け入れを進める方向が示されています。このモデル事業は「医療的ケア児保育支援モデル事業」と呼ばれ（表Ⅲ-5),自治体が看護職員を雇いあげて保育所などへ派遣するほか,保育士が認定特定行為業務従事者研修（いわゆる3号研修, p82参照）の受講を支援したり,3号研修を修了した保育士を補助したりする取り組みです。特に,肢体不自由や知的障害を伴わない医療的ケア児は保育所の利用が見込まれますので,モデル事業を踏まえた全国展開が期待されます。

一方で,児童発達支援など障害児通所支援サービスを利用していた子どもが保育所などを並行利用することを支援するモデル事業も設定されています。この事業は「医療的ケア児支援促進モデル事業」と呼ばれ（図Ⅲ-10),医療的ケア児が保育所などに併行通園することを併行通園先に提案して事前調整やバックアップ,受け入れ手順書を作成したり,障害児通所支援事業などの障害児福祉サービス事業所における医療的ケア児の受け入れを促進するための人材育成や技術提供などをしたりするものです。こちらのモデル事業は主に,肢体不自由や知的障害を伴う医療的ケア児の利用先を拡大する際に有

表Ⅲ-5　医療的ケア児保育支援モデル事業

事業概要	保育所などにおいて医療的ケア児の受け入れが可能となるよう体制を整備し,医療的ケア児の地域生活支援の向上を図る。 【対象事業】 • 都道府県などにおいて看護師など（看護師,准看護師,保健師,助産師）を雇い上げ保育所などへ派遣 • 保育士が認定特定行為業務従事者となるための研修受講を支援 • 派遣された看護師などを補助し,医療的ケア児の保育を行う保育士を配置 • その他,医療的ケア児の受け入れに資するもの
事業の対象	①対象児童 　子ども・子育て支援法第19条第1項第2号または第3号に掲げる小学校就学前の子どもに該当する医療的ケア児で,集団保育が可能であると市町村が認めた児童 ②対象施設 　保育所,認定こども園,家庭的保育事業所,小規模保育事業所および事業所内保育事業所
補助単価など （平成30年予算案）	実施主体：都道府県・市町村 予算箇所数：60カ所（2017年度応募自治体数23市町村） 補助単価案：1カ所あたり730万円 補助率：国1/2,都道府県・指定都市・中核市1/2 国1/2,都道府県1/4,市区町村1/4

（厚生労働省：医療的ケア児に対する子育て支援について.平成29年度医療的ケア児等の地域支援体制構築に係る担当者合同会議,2017.を参考に作成）

目 的
○医療技術の進歩などを背景に，医療的ケアを必要とする障害児（重症心身障害児含む．以下，医療的ケア児）は増加傾向にあるが，日中一時支援および障害児通所支援事業所など（以下，事業所など）で医療的ケアができる環境整備がされていないことや事業所などに配置されている看護師などの人材が医療的ケア児に対応できない場合が多いことなどにより，医療的ケア児の受け入れ場所が少ない状況にある．このため，事業所などにおいて医療的ケア児の受け入れを促進し，必要な支援の提供が可能となる体制を整備し，医療的ケア児の生活の向上を図る．

事業内容
①併行通園の促進（拡充）
　障害児通所支援事業所に通所する医療的ケア児について，保育所や放課後児童クラブとの併行通園を提案し，受け入れのための調整や事前準備および受け入れの際のバックアップを行い，その実施方法について検証し，手順書の作成を行う．
②人材育成
　医療的ケア児等支援者養成研修の実施や喀痰吸引等研修における障害児通所支援事業所職員などの受講促進などにより，医療的ケアの支援経験がない障害児通所支援事業所などの職員の医療的ケアの知識・技能習得を図る．
③体制整備の促進
　地域の子ども・子育て会議や自立支援協議会などにおいて，緊急時の対応マニュアルの作成，責任の所在の明確化などの医療的ケア児の日中活動の支援体制について検討を行う．

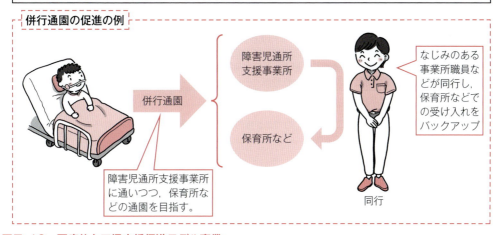

図Ⅲ-10　医療的ケア児支援促進モデル事業
（厚生労働省：医療的ケアが必要な障害児への支援の充実に向けて．平成29年度医療的ケア児等の地域支援体制構築に係る担当者合同会議，2017．を参考に作成）

効な取り組みといえます．事業内容を考えると，看護職員の活躍が期待されます．
　また，すでに制度化されている障害児支援サービスのなかにも，医療的ケア児が保育所などを利用する際に有効活用できるものがあります．特に保育所等訪問支援（**図Ⅲ-11**，p27，表Ⅰ-6参照）は，子どもが通う保育所などへ支援者を派遣するサービスですので，看護職員を派遣することで医療的ケア児への対応を指導・確認することも可能となります．前述の「医療的ケア児支援促進モデル事業」と組み合わせて使うことで，支援の継続性を担保できるようになることでしょう．
　こうした保育所などの利用を含む子育て支援に関する相談を全般的に受け止め，コーディネートする役割を担うのが，子育て世代包括支援センター（**図Ⅲ-12**）です．
　子育て世代包括支援センターは母子保健法の改正により，平成29（2017）年4月か

○**事業の概要**

保育所などを現在利用中の障害児，または今後利用する予定の障害児が，保育所などにおける集団生活の適応のための専門的な支援を必要とする場合に，訪問支援を実施することにより，保育所などの安定した利用を促進。

○**対象児童**

保育所や，児童が集団生活を営む施設に通う障害児
- 「集団生活への適応度」から支援の必要性を判断
- 発達障害児，その他の気になる児童を対象

→ 相談支援事業や，スタッフ支援を行う障害児等保育支援事業などの役割が重要

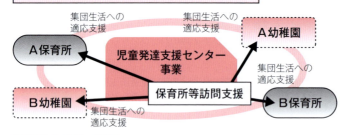

○**訪問先の範囲**
- 保育所，幼稚園，認定こども園
- 小学校，特別支援学校
- その他児童が集団生活を営む施設として，地方自治体が認めたもの

○**提供するサービス**

◆障害児が集団生活を営む施設を訪問し，当該施設における障害児以外の児童との集団生活への適応のための専門的な支援など
　①障害児本人に対する支援（集団生活適応のための訓練など）
　②訪問先施設のスタッフに対する支援（支援方法などの指導など）

◆支援は2週に1回程度を目安。障害児の状況，時期によって頻度は変化

◆訪問支援員は，障害児施設で障害児に対する指導経験のある児童指導員・保育士（障害の特性に応じ専門的な支援が必要な場合は，専門職）を想定

図Ⅲ-11　保育所等訪問支援の概要

（厚生労働省：保育所等訪問支援の概要．平成29年度医療的ケア児等の地域支援体制構築に係る担当者合同会議，2017．を参考に作成）

ら設置が始まったもので，「母子健康包括支援センター」とも呼ばれています。毎日の暮らしで営まれる子育てが母子保健や子育て支援施策といった「専門領域」で分断されてしまうことなく，包括的な支援を提供することを目的としています。そのため，妊娠期からの継続した相談対応や，保健師をはじめとする看護職員や社会福祉士などのソーシャルワーカーによる専門的な支援調整や関係機関との連携構築を行います。

　このなかで特に注目したいのが，国の示す子育て世代包括支援センターへの配置職員です。ソーシャルワーカー以外は保健師・助産師・看護師となっており，複数の看護職員配置が必須ともいえる顔ぶれになっています。設置の根拠法が母子保健法であることを考えれば当然といえますが，単に「母子保健」の域を大きく超え，子育て支援も含めたコーディネートを看護職員が中心となって担うことの意味は大きいといえるでしょう。

　本書は，医療的ケア児や養育の困難性を有する児童など，看護職員の必要性が高いと思われる子どもを対象に取り上げていますが，子育て世代包括支援センターの例をみるとわかるとおり，子育て支援施策における看護職員の必要性は急速に，かつ全般的に高まっています。国は子育て世代包括支援センターの全国展開を後押ししており，2020

○妊娠期から子育て期にわたる切れ目のない支援のために，子育て世代包括支援センターに保健師などを配置して，「母子保健サービス」と「子育て支援サービス」を一体的に提供できるよう，きめ細かな相談支援などを行う。
○母子保健法を改正し，子育て世代包括支援センターを法定化（平成29年4月1日施行）（法律上は「母子健康包括支援センター」）。
・実施市区町村数：525市区町村（1,106カ所）（平成29年4月1日現在）。
・2020年度末までに全国展開を目指す。
※各市区町村が実情に応じて必要な箇所数や管轄区域を判断して設置。

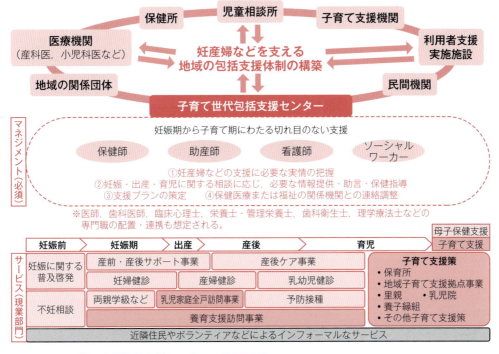

図Ⅲ-12 子育て世代包括支援センターの全国展開
（厚生労働省：医療的ケア児に対する子育て支援について．平成29年度医療的ケア児等の地域支援体制構築に係る担当者合同会議，2017．）

年度までには全国各地に設置される見込みですから，より多くの地域に看護職員が配置された子育て世代包括支援センターが設置されていくことが期待されます。配置された看護職員を医療的ケア児の地域生活支援に生かす視点をもつことが重要となります。

　子育て世代包括支援センターの理念は，「すべての子どもたち」をサポートする仕組みの構築です。看護職員の側からも積極的に働きかけていきましょう。

第 IV 章

福祉・介護と報酬

1. 医療的ケア児と重症心身障害児

　平成30（2018）年度の障害福祉サービス報酬改定では，とりわけ医療的ケア児や小児在宅医療を要する子どもへの視点が強く打ち出されています（p30，表Ⅰ-8参照）。

　ここで重要なポイントは，今回の報酬改定における「医療的ケア児」とは，必ずしも「重症心身障害」だけを指すものではないということです。重症心身障害（以下，重心）とは，重度の肢体不自由と重度の知的障害が重複している状態で，通常は寝たきりに近い重度知的障害の状態を指します。逆に，重心の判定に医療的ケアの有無は関係ありませんから，医療的ケアを要しない重心の人も少なくありません。多くの場合，脳性麻痺など従来からよく知られた先天性疾患が原疾病となります。

　他方，医療的ケア児は必ずしも重心であるとは限りません。近年の医療技術の進展により，これまで知られていなかった疾病や救命困難であった症状の治療可能性が高まったほか，例えば呼吸器に深刻な障害があっても，その部分だけ重点的に治療できるようになってきました。これに伴い，多数の医療的ケアを必要としながらも，いわゆる寝たきり状態などではなく，気管切開はしていても歩行には障害がないといった状態像の子どもが増えてきたわけです。こうした子どもは重心判定に当たらないため，新しい呼称として「医療的ケア児」と呼ばれるようになりました。重心と医療的ケアの比較を**表Ⅳ-1**にまとめます。

表Ⅳ-1　重症心身障害と医療的ケアの比較

	医療依存度	肢体不自由	知的障害
重症心身障害	医療依存度が高い者と低い者が混在（医療依存度は条件ではない）	重度の肢体不自由であることが条件	重度の知的障害であることが条件
医療的ケア	例外なく医療依存度が極めて高い	肢体不自由であるとは限らない（内部機能障害などの者も）	重度の知的障害であるとは限らない（知的障害は軽度またはない者も）

2. 各種加算設定の対象となった医療的ケア児

　医療的ケア児の存在はこの10年ほどで急速にクローズアップされてきた課題であるため，特に障害児支援の分野では対応が遅れていました。医療的ケア児には頻回の医療的ケアが不可欠なため，福祉サービス事業所にも看護職員の配置が求められます。もちろん，障害児福祉サービスにも主に重心を受け入れる看護職員を配置する事業所（以下，重心型事業所）はあり，報酬も高く設定されているのですが，高い報酬を請求でき

COLUMN — グループホームにおける医療的ケアの提供

　医療的ケアを必要とする人が成人期を迎えると，いずれは親元を離れて独立生活を営むことになりますが，その際に不可欠なのが住まいです。これまで，医療的ケアを必要とする人（重心の人）は受け入れ可能な施設などが極めて限られており，極論すると「自宅か医療型施設か」の二者択一という状況でした。しかし，近年になって少しずつではありますが，看護職員が配置された，医療的ケア者（重心の人）も利用可能なグループホームが増えてきました（グループホームについては p28，表Ⅰ-7参照）。また，国や自治体の制度としても，こうしたグループホームの設置を後押しするように変わりつつあります。

　まず，今回の報酬改定において，グループホームの報酬に「看護職員配置加算」が設定され，看護職員を常勤換算で1名以上配置している場合，グループホーム入居者全員に1日700円の加算を設定できるようになりました。また，自治体による独自の看護師配置補助もあり，例えば，長野県には「地域福祉総合助成金交付事業」という補助事業があり，そのなかに基準上の世話人，生活支援員に加えて，介護・看護職員を配置している重心グループホームを運営する経費を助成する制度があり，実際に医療的ケアを必要とする重心の人が利用しています。

　さらに，グループホームは「自宅」ですから，必要があれば訪問看護の利用が可能です。グループホームは障害福祉サービス，訪問看護は医療保険で制度が異なりますから，併用しても全く問題ありません。「3号研修」（p82参照）と組み合わせることで，グループホームでの暮らしの可能性が高まるでしょう。

るのは利用児が重心の場合に限られます。これでは，事業所運営の観点から重心ではない医療的ケア児を積極的に受け入れることは困難です。しかし，だからといって看護職員のいない事業所や幼稚園・保育所ではそもそも受け入れができませんので，医療的ケア児は「どこにも行き場がない」という状況に追い込まれることすらあったわけです。

　そこで今回の報酬改定では，重心判定に当たらない医療的ケア児についても各種加算設定の対象としたり，看護師を常勤配置する事業所を評価したり，かなり踏み込んだ対応をしています。主なポイントは次のとおりです。

✚ 障害福祉サービス報酬改定における医療的ケア関係のポイント

❶看護職員の配置を強化

　これまで看護職員の配置に関して特段の評価がなかった児童発達支援や放課後等デイサービスについて，一定の基準を満たす医療的ケア児への対応として看護職員を加配している場合に「看護職員加配加算」を新設。また，生活介護についてはこれまで1名分のみ認められていた「常勤看護職員等配置加算」を拡充し，2名以上の配置を評価し，従来の倍額を設定。

【加算例】

- 児童発達支援事業，放課後等デイサービス（定員10名以下，看護職員1名配置，別表判定スコアいずれか該当1名以上）　200単位
- 児童発達支援事業，放課後等デイサービス（定員10名以下，看護職員2名以上配置，別表の「判定スコア」8点以上が5名以上）　400単位
- 生活介護（定員20名以下，看護職員2名以上配置，別表の「判定スコア」いずれか該当1名以上）　56単位

【別表】判定スコア

（1）レスピレーター管理＝8

（2）気管挿管，気管切開＝8

（3）鼻咽頭エアウエイ＝5

（4）酸素吸入＝5

（5）1回/時間以上の頻回の吸引＝8

　　　 6回/日以上の頻回の吸引＝3

（6）ネブライザー6回/日以上または継続使用＝3

（7）IVH＝8

（8）経管（経鼻・胃瘻含む）＝5

（9）腸瘻・腸管栄養＝8

（10）接続注入ポンプ使用（腸瘻・腸管栄養時）＝3

（11）継続する透析（腹膜灌流を含む）＝8

（12）定期導尿（3/日以上）＝5

（13）人工肛門＝5

❷医療連携体制加算の拡充

　既設の「医療連携体制加算」を見直し，外部の看護職員が事業所を訪問して障害児に対して長時間の看護を行った場合について，4時間を超える類型を新設。

【短期入所の場合の加算例】

- 医療体制連携加算（Ⅵ）：利用者1名に対し，看護職員を外部から4時間を超えて派遣した場合　1,000単位
- 医療体制連携加算（Ⅶ）：利用者2名以上8名以下に対し，看護職員を外部から4時間を超えて派遣した場合　500単位

❸福祉型強化短期入所サービス費の創設

医療的ケアが必要な障害児者の短期入所の受け入れを強化するため，看護職員を常勤で１人以上配置することなどの要件を満たす場合に，新たな報酬区分として「福祉型強化短期入所サービス費」を創設。

【成人の報酬例】	区分6	1,096 単位	（福祉型の場合	896 単位）
	区分5	962 単位	（福祉型の場合	761 単位）
	区分4	829 単位	（福祉型の場合	629 単位）
	区分3	766 単位	（福祉型の場合	565 単位）
	区分2	695 単位	（福祉型の場合	494 単位）
	区分1	695 単位	（福祉型の場合	494 単位）
【児童の報酬例】	区分3	962 単位	（福祉型の場合	761 単位）
	区分2	798 単位	（福祉型の場合	597 単位）
	区分1	695 単位	（福祉型の場合	494 単位）

❹計画相談における医療的ケアへの対応強化

利用者の同意を得て入院する医療機関へ情報を提供した場合に算定できる「入院時情報連携加算」や，退院・退所時にカンファレンスに参加して情報収集してサービス等利用計画を作成した場合に算定できる「退院・退所加算」，医療機関の職員と面談を行い，必要な情報提供を受けてサービス等利用計画を作成した場合に算定できる「医療・保育・教育機関等連携加算」や，相談支援専門員に医療的ケア児等コーディネーター養成研修修了者を配置し，その旨を公表した場合に算定できる「要医療児者支援体制加算」など，医療的ケア児に関する加算を多数創設。

> 【加算例】
> - 退院・退所加算　200 単位（原則，１人につき３回まで）：退院・退所時に相談支援専門員が医療機関などの多職種から情報収集することや，医療機関などにおける退院・退所時のカンファレンスに参加して情報収集を行ったうえでサービス等利用計画等を作成することを評価
> - 医療・保育・教育機関等連携加算　100 単位（１人につき月に１回）：障害福祉サービス等以外の医療・保育・教育機関などの職員と面談等を行い，必要な情報提供を受け協議などを行ったうえでサービス等利用計画等を作成することを評価
> - 医療的ケア支援体制加算　35 単位：医療的ケア児等コーディネーター養成研修を修了した相談支援専門員を配置し，その旨を公表していることを評価

このなかでも，特に計画相談における各種の加算は，医療保険の報酬改定とも密接に関連しており，例えば入院時情報連携加算であれば，医療保険の入退院支援と連動していますし，退院・退所加算は退院時共同支援加算と連動しています。

ただ，今回の報酬改定でもっとも期待された，医療的ケア児の重心扱いについては実現しませんでした。確かに各種の加算が設定されたことは大きな前進ですが，前述のとおり重心扱いにならないと本体報酬が低い水準にとどまってしまいます。医療的ケア児の受け入れ拡大を図るためには，本体報酬の引き上げ（医療的ケア児の重心扱い）が欠かせません。このあたりは国の運用しだいですので，早期の改善が期待されます。

3. 小児慢性特定疾病児の日常生活用具

医療的ケア児は必ずしも身体・知的障害を有しているわけでないため，障害者手帳が取得できず，それに伴って障害福祉サービスとして給付される各種の福祉用具（補装具や日常生活用具）が利用できないケースも出てきます。

他方で，医療的ケア児は小児慢性特定疾病（以下，小慢）の対象となる可能性が高く，小慢制度に位置づけられている日常生活用具の給付を受けられる可能性があります。

小慢の日常生活用具とは，日常生活において著しく支障のある在宅の小慢児童を対象に，日常生活の利便性を高める福祉用具のことです。主な用具は**表Ⅳ-2**のとおりです。いずれも，申請は住所地の市区町村となります。また，世帯の所得に応じて自己負担があります。

小慢の日常生活用具は障害福祉サービスの補装具や日常生活用具ほど知られておらず，障害者手帳が取得できなかった時点で福祉用具の給付をあきらめてしまう一因とも

表Ⅳ-2　小児慢性特定疾病の日常生活用具

便器	小慢児童が容易に使用できるもの（手すりをつけることができる）
特殊マット	褥瘡の防止や失禁などによる汚れ，損耗を防止できるもの
特殊便器	足踏ペダルで温水・温風を操作できるもの
特殊寝台（介護ベッド）	腕や脚部などの訓練ができる器具を付帯しているもの
歩行支援用具	手すり，スロープ，歩行器など
入浴補助用具	入浴時の移動や坐位の保持，入浴などを補助できるもの
体位変換器	介助者が小慢児童の体位を容易に変換させることができるもの
車いす	必要な強度と安定性を有するもの
電気式痰吸引器	小慢児童や介助者が容易に使用できるもの
ネブライザー（吸入器）	小慢児童や介助者が容易に使用できるもの
パルスオキシメータ	呼吸状態を継続的にモニタリングすることが可能な機能を有するもの

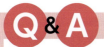
障害者手帳がないと福祉サービスは使えないの？

　わが国は国民皆保険制度ですので，医療機関の受診や訪問看護の利用に必要な健康保険証は，保険料の支払いが滞っていない限りは誰にでも交付されています。

　一方，医療的ケア児を含む障害児者が利用する障害福祉サービスの利用には「受給者証」と呼ばれる証書が必要となります。この受給者証は原則として市区町村（障害児の入所施設のみ児童相談所）が交付しますが，手続きに際して障害者手帳が不可欠であると誤認されているケースが散見されます。

　各種の障害者手帳は，公的に障害があることを証明するものですから，もちろんあれば間違いありません。しかし，障害児の場合は発達段階との兼ね合いもあり，障害者手帳の手続きが進まないこともあります。また，小児慢性疾患の場合には症状に大きな波があり，症状固定が原則である障害者手帳の基準に適合しないケースも珍しくありません。そうしたことから，国が障害児者福祉サービスの支給決定に関する標準的な事務手続きをまとめた「事務処理要領」には，支給決定要件について「医学的診断名又は障害者手帳を有することは必須要件ではなく，療育を受けなければ福祉を損なうおそれのある児童を含む」と明記しています（カコミ参照）。

　ただし，この運用は児童（17歳まで）の運用であり，成人（18歳以上）については障害者手帳の所持が必須となるケースもあるので注意してください。また，各種の障害者手帳があることで受けられるメリットも多数あることから，主治医の理解を得ながら，できるだけ早期に（理想的には退院時に合わせて）障害者手帳の手続きを進められるとよいです。

障害児通所給付費に係る通所給付決定事務等について

第1　障害児通所給付費を支給する実施主体（略）

第2　通所給付決定の事務

Ⅰ　通所給付決定の概要

1　通所給付決定の性質（略）

2　対象となる障害児（法第4条第2項）

　児童福祉法における障害児とは，身体に障害のある児童，知的障害のある児童，精神に障害のある児童（発達障害者支援法第2条第2項に規定する発達障害児を含む。）又は治療方法が確立していない疾病その他の特殊の疾病であって障害者総合支援法第4条第1項の政令で定めるものによる障害の程度が同項の厚生労働大臣が定める程度である児童をいう。通所給付決定を行うに際し，医学的診断名又は障害者手帳を有することは必須要件ではなく，療育を受けなければ福祉を損なうおそれのある児童を含むものとする。

　なお，高次脳機能障害については，器質性精神障害として精神障害に分類されるものである。また，各種援助措置を受けやすくする観点から，できる限り障害者手帳の取得を勧奨することが望ましいが，保護者の障害受容が不十分な場合があることから，一律に勧奨することがないよう配慮が必要である。

Q&A　いわゆる「3号研修」ってなんですか？

　医療的ケア児者の支援現場ではさまざまな医療的ケアが不可欠であり，基本的には看護職員が対応することになりますが，残念ながら慢性的な人材不足が課題となっており，複数名の配置は非常に困難な状況です。また，必要とされる医療的ケアのなかには，十分に研修を受けることで看護職員でなくても対応可能な手技も含まれます。そのため，看護職員が不足する支援現場では，以前から（医療職以外の者の医行為を禁じている）医療法の違法性を阻却できる要件に基づいて，介護福祉士や保育士など福祉職による医療的ケアが提供されてきた歴史があります。

　こうした背景を踏まえ，平成24（2012）年から国の定めたカリキュラムに基づき，痰吸引や経管栄養の管理など日常的な医療的ケアを実施可能な，医療職以外の者を養成する取り組みがスタートしました。これを「介護職員等によるたんの吸引等研修」と呼びます。この研修は，医療的ケアが提供される場面に応じて「1号」「2号」「3号」の類型に分かれますが，これは特定の人を対象とするか，場所や人を問わず不特定多数の人を対象とするかの違いであり，実施可能な医療的ケアは同様です。このうち「3号研修」は特定の人を対象とした類型であり，比較的短時間で修了することができるため，受講者が多い類型となっています。すでに障害児者福祉サービスの現場では広がりつつありますが，保育所や学校などでも活用されると医療的ケア児の通所・通学先が広がるものと期待されています。

なっています。医療的ケア児のQOL向上の観点からも，必要としている子どもや保護者が利用できるよう，情報提供したいものです。

✚ 4.　医療的ケアのある人の地域生活を支える福祉サービス

　特に重心でない医療的ケア児は，成人期を迎えると親元を離れ，独立した暮らしを営むようになります。ただ，重心ではないものの何らかの障害を有している場合には，地域生活を支える福祉サービスを利用する必要も出てきます。

　主なサービスは次のとおりです（p27の表Ⅰ-6，p28の表Ⅰ-7参照）。

- 居宅介護（ホームヘルパー）
- 自立生活援助
- グループホーム（サテライト型を含む）
- 地域定着支援

　このうち，グループホームのサテライト型とは，現にグループホームへ入居している人が一人暮らしに移行する際，過渡的に利用する類型のことです。例えば，ワンルーム

マンションの一室を活用し，単身居住のスタイルで暮らしつつ，グループホームとしての援助も受けることができます。

　また，こうした暮らしぶりの選択肢をコーディネートするのが，相談支援専門員や医療的ケアコーディネーターとなります。

　ただ，重心ではない医療的ケア児が成人期を迎えてからの支援は，対象者がきわめて少ないこともあり，まだ実践段階にありません。ここで紹介した各種の支援サービスが，在宅医療や訪問看護などと連携して幅広く利用できるようになることが期待されます。そのためにも，相談支援専門員や医療的ケアコーディネーターの果たす役割は大きいといえるでしょう。

第Ⅴ章

事 例

NICUに入院している子どもの退院支援から訪問看護，就学以降まで

Aちゃん　先天性心疾患，喉頭・気管軟化症の生後10か月児を通して

生後10か月　身長68cm　体重7,200 g

病　名：先天性心疾患，喉頭・気管軟化症

　チアノーゼ性先天性心疾患があり，姑息手術を行った後，2～3歳で根治手術を受ける予定。

　喉頭・気管軟化症により気管切開をして人工呼吸器を使用している。ベッドからベビーカーに移動するときなど，数分間であれば人工呼吸器を外すことができる。唾液のたれ込みあり。経鼻経管栄養によりミルク120mLを1日に6回注入。嘔吐しやすく腹部膨満もあり，1日に2回浣腸を行っている。

必要なデバイスなど：

　人工呼吸器，吸入器，吸引器，人工鼻，加温器，胃管チューブ，注入用ポンプ，パルスオキシメータ，酸素，バッグ・バルブ・マスク

【プロフィール】

出生時：34週，身長40cm，体重2,030g，アプガースコア7

家　族：30代の両親と3歳の兄との4人家族。兄はAちゃんが生まれてから保育所に通っている。経済的には安定している。

　　　　祖父母は元気だが遠方に住んでいる。仕事をしているため，日々のケアには参加できないが，必要時には長期の休暇をとって手伝いに来ることは可能。

発　達：見知らぬ人が近寄ると不安げな顔になるが，両親の姿を見ると笑顔が出る。鈴の音を鳴らして得意げにしたり，きらきら光るおもちゃを眺めたりする。四肢の運動も活発になってきて，寝返りができるようになった。

　　　　首は細いが定頸はしている。疲れてくると支えが必要になる。

見通しシート

先天性心疾患で人工呼吸管理期間も長く，NICU（N）に長期入院後，GCU（G）を経て小児科病棟に移ってから退院となった。

年齢	生後 10 か月　　1 歳　　　1 歳 10 か月　　2 歳 6 か月　　4 歳　　6 歳　　9 歳						
エピソード	N⇒G⇒小児科　　小児循環器科 　退院調整・退院・入院　　　　　　　　　　　　　　　　　　　入学 　　　　寝返り　四つ這い　　立位　　伝い歩き　　　　歩行						
治療経過	姑息手術　気管支ファイバー　　根治手術　経管栄養終了 　　　　　　　スピーチバルブ　　　　　　　　　　　　　気管切開孔 　　　　　　　　　　　　　　　　　　　　　　　　　　　閉じる						
サービス導入	訪問看護　居宅介護　　　　児童発達支援　居宅訪問型保育　　　就学学童 　相談支援専門員　　　　　日中一時支援　　　　　　　　　　移動支援 　　　坐位保持　　　　　　　　　　　　　　　　　車椅子						
家族背景	兄保育所　　祖母 1 か月滞在入院　　　　　　　兄入学　　祖母定年						
その他	ファミリーサポートセンター 　　　　　　　　ママ友						

A ちゃんに関係した指導料や加算は以下のとおりです。
- 退院前訪問指導料
- 退院共同指導料
- 退院後訪問指導料
- 在宅療養指導料
- 退院時共同指導料＋特別管理加算
- 訪問看護基本療養費Ⅲ（外泊中の訪問看護）
- 訪問看護管理療養費
- 訪問看護情報提供療養費 3
- 乳幼児加算
- 長時間訪問看護加算
- 複数回訪問看護加算
- 看護・介護職員連携強化加算
- 24 時間対応体制加算

退院支援の導入・移行期・退院まで

1．病院看護師が実施した支援の内容

　Aちゃんは現在，NICUのある小児専門病院（Y医療センター）に入院しています。

　Y医療センターでは，人工呼吸器をつけた子どもの退院にあたっては，在宅医療審査会という院内の多職種会議での検討を基盤に進めています。Aちゃんの退院支援を主に進めるのは，小児病棟の受け持ち看護師です。

　AちゃんはNICUで生まれて，その後に小児病棟へ移ってきているので，生まれて初めて自宅に帰る退院となります。家族にとっても，Aちゃんと自宅で生活するのは初めての経験です。

　受け持ち看護師として，Y医療センターの在宅医療審査会による『在宅用人工呼吸器（TPPV）ケアチェックシート；医療者用』（巻末，**資料Ⅴ-1**）を見ながら，退院に向けた各時期の支援の準備を始めました。

＊なお，今回のY医療センターの資料については，「神奈川県立こども医療センター」で使用している資料を参考にしています。

①在宅検討期

　この時期には，退院に向けての家族の意思決定を支えることが重要です。家族が退院後に自宅でどのような医療的ケアを行うのか，大まかなイメージをもてるようにすることが目標になります。

　病院看護師は，Aちゃんの家族に関して情報収集し，家族の生活を知ることで，その場にAちゃんが加わるイメージをもてるようにしました。そのうえで，Aちゃんの家族ともよく話し，どのような支援が必要かを多職種チームで共有できるように声をかけました。

　Aちゃんの家族は，3歳の兄の育児とAちゃんの介護を両立するために，さまざまな助けが必要になることが予測できたので，病院看護師は主治医やソーシャルワーカーなどとも相談し，両親の希望を聞いたうえで訪問看護ステーションを依頼できるように調整することにしました。

②院内外泊準備期

　この時期には，Aちゃんの在宅療養について家族と医療スタッフで意思決定を行います。そのうえで，どのような多職種チームがAちゃんの退院支援にかかわるかということを，家族にわかりやすく紹介します。『在宅人工呼吸管理を検討中のご家族へ』（**資料Ⅴ-2**），『在宅用人工呼吸器（TPPV）家族向けケアチェックシート～退院までのみち

資料Ⅴ-2

在宅人工呼吸管理を検討中のご家族へ

　お子さんがご自宅で安全に暮らしていただくために，しばらくのあいだ人工呼吸器を使用した方がよさそうである事について，別途ご説明差し上げました。しかし，ご自宅で人工呼吸器を使用する「在宅人工呼吸管理」を行う事は，ご家族にとって負担も大きくなるため，できればたくさんの方にお手伝いいただく方が少しでも負担を軽くできると思います。まずは，退院するまでにお手伝いしていくチームとして以下のメンバーをご紹介いたします。

- **主治医**：中心となって診療を継続して，退院後の生活を医療の面から支援します。
  医師　＿＿＿＿＿＿＿＿＿＿＿＿＿＿＿＿＿＿＿＿＿＿＿＿＿

- **病棟受け持ち看護師**：主治医と一緒に医療的ケアの確認をしつつ，退院後の生活の組み立てを中心に支援します。
  看護師　＿＿＿＿＿＿＿＿＿＿＿＿＿＿＿＿＿＿＿＿＿＿＿＿

- **在宅医療審査会（医師）**：主治医と一緒に退院への道筋を立てるお手伝いをします。
  医師　＿＿＿＿＿＿＿＿＿＿＿＿＿＿＿＿＿＿＿＿＿＿＿＿＿

- **医療福祉相談室（ソーシャルワーカー）**：地域関係機関との連携をとりながら福祉サービスの調整をし，退院後の生活の組み立てを中心に支援します。
  ソーシャルワーカー　＿＿＿＿＿＿＿＿＿＿＿＿＿＿＿＿＿＿

- **退院在宅医療支援室（看護師）**：病棟スタッフと一緒にご自宅における医療的ケアを考えつつ，地域医療機関などと連携を取りながら，退院後の生活の組み立てを中心に支援します。
  看護師　＿＿＿＿＿＿＿＿＿＿＿＿＿＿＿＿＿＿＿＿＿＿＿＿

　以上のメンバー以外にもさまざまな職種が協力してお手伝いしていきますので，必要に応じてその都度ご紹介いたします。

　　　　　　　　　　　　　　　　　　　　平成　　　年　　　月　　　日

（参考資料：神奈川県立こども医療センター）

のり～』（巻末，**資料Ⅴ-3**）を用いて，これからの予定について家族へ説明しました。その際，Ａちゃんにかかわる多職種が家族に声をかけて，理解や反応を確認し，感じていることを表現できるように促します。

　家族がＡちゃんの育児を行いながら，兄の育児をすることなどがイメージできないと感じていたので，『24時間ケアプラン表』（**資料Ⅴ-4**），『家族役割確認表』（**資料Ⅴ-5**）を家族で相談しながら作成してもらいました。このようななかで少しずつ自宅での生活がイメージできて，退院の意思が固まってきました。

　院内で外泊することを目標に，気管切開のケア，人工呼吸器の管理などについての技術練習を行います。院内外泊を行うことでＡちゃんのケアの評価，自宅での支援体制などを再度考えます。

③自宅外泊準備期

　院内外泊を行ってから，Ａちゃんのケアが自宅で継続できるかという視点でケアを再調整します。次の目標は，自宅への外泊です。当然ですが，自宅にはナースコールはあ

資料Ⅴ-4　24時間ケアプラン表

24時間ケアプラン表

おうちでの一日・一週間の生活を考えてみましょう。

曜日＼時間	月曜日	火曜日	水曜日	木曜日	金曜日	土曜日	日曜日
0時							
1時							
2							
3							
4							
5							
6							
7							
8							
9							
10							
11							
12							
13							
14							
15							
16							
17							
18							
19							
20							
21							
22							
23							

（参考資料：神奈川県立こども医療センター）

りませんし，急変や災害が起きたときも家族が判断したり，対処することが必要になります。そこで，自宅の見取り図の作成や，停電が起きたときにはどうするかなどの手技や物品準備が必要になります。移動のためのバギーや自動車に乗るときのチャイルドシートなど，実際にAちゃんが乗った状態で安全か，快適かを確認します。

　必要時には，退院前の自宅を訪問し，家族と一緒に自宅環境を確認します【退院前訪問指導料を算定可】。このときに，自宅で訪問看護ステーションの看護師と合流し，ケ

資料Ⅴ-5　家族役割確認表

<table>
<tr><th colspan="11" style="text-align:center">家族役割確認表</th></tr>
<tr><th rowspan="2"></th><th rowspan="2" colspan="2">父</th><th rowspan="2" colspan="2">母</th><th colspan="2">母方</th><th colspan="2">父方</th><th rowspan="2" colspan="2">きょうだい</th></tr>
<tr><th>祖母</th><th>祖父</th><th>祖母</th><th>祖父</th></tr>
<tr><td>就業
有・無
職場の遠近</td><td></td><td></td><td></td><td></td><td></td><td></td><td></td><td></td><td></td><td></td></tr>
<tr><td>住居
同居・別居</td><td></td><td></td><td></td><td></td><td></td><td></td><td></td><td></td><td></td><td></td></tr>
<tr><td>主な
1日の
過ごし方</td><td></td><td></td><td></td><td></td><td></td><td></td><td></td><td></td><td></td><td></td></tr>
<tr><td>家事
分担</td><td></td><td></td><td></td><td></td><td></td><td></td><td></td><td></td><td></td><td></td></tr>
<tr><td>子育て
分担</td><td></td><td></td><td></td><td></td><td></td><td></td><td></td><td></td><td></td><td></td></tr>
<tr><td></td><td></td><td></td><td></td><td></td><td></td><td></td><td></td><td></td><td></td><td></td></tr>
<tr><td></td><td></td><td></td><td></td><td></td><td></td><td></td><td></td><td></td><td></td><td></td></tr>
<tr><td></td><td></td><td></td><td></td><td></td><td></td><td></td><td></td><td></td><td></td><td></td></tr>
</table>

（参考資料：神奈川県立こども医療センター）

アの確認などを行うことにしました。

　また，このような準備は病院のスタッフだけでは不十分なので，訪問看護ステーションや相談支援専門員など関係者と事前の情報共有を行います【退院時共同指導料を算定可】。Aちゃんが生活する地域の状況などを理解し，必要な支援体制を構築します。

④退院準備期

　初めての自宅外泊を経験した家族には，さまざまな思いがあります。実際の状況について丁寧に聞き取り，多職種チームで評価します。具体的にはケア評価が中心になりますが，「お家に入ったときのAちゃんの表情」「お兄ちゃんの様子」などを家族に語ってもらうことで，退院後の家族としての生活をより感じとることができます。

　いよいよ退院日を決定します。退院してどのくらいのタイミングで訪問看護が入れる

か，外来受診までどのくらい間があるかなど，主治医とも連携してスケジュールを組みます。また，Aちゃんが家庭で過ごしたうえでの身体の状態や家族が介護している状況について入院中に評価する目的で，医療評価入院の調整もします。これは，家族が初めて介護するなかで，一度休息してもらう目的もあります。

⑤在宅移行期

退院後訪問を行うことで，実際に病院で行ったケアが継続可能かを再評価します【退院後訪問指導料を算定可】。

また，定期的な外来受診時には医師の診察を行うなかで［Aちゃんの身体的評価］を行い，その状態に深く関係している［家庭での介護の状態］の評価を行います。特に［家庭での介護の状態］を評価するうえでは，「家族が行う直接的なケア」と「訪問看護ステーションなどが行う定期的な専門的ケア」について分けて考える視点が必要です。Aちゃんの身体的なよい状況が保てるような医療的ケアを，増やしたり減らしたりといった調整を誰が，どのように実施・評価するかについて病院と在宅療養を支える家族・関係者で考えます。

外来では医師だけでなく，看護師が算定できる「在宅療養指導料」などもあるので，病棟看護師から引き継いだ外来看護師が面談し，家庭の状況について聞き取りました。

2. 訪問看護師が実施した支援の内容

①1回目の退院カンファレンスの後から，訪問看護ステーション管理者と担当訪問看護師を中心に病院に出向いてもらい，病院の担当看護師や主治医と相談しながら，在宅療養や子育てに関する家族の思いを確認して，Aちゃんの成長・発達を共有し，喜びを共にして一緒に育てていきましょうという気持ちを伝えます【退院時共同指導料を算定可。さらにAちゃんは特別管理加算の対象（p51参照）】。

②吸引，吸入，注入，気管切開部のケア，経鼻チューブのケアなどの技術習得，物品の調達について確認しました。

③N訪問看護ステーションでは24時間家族の暮らしシートを使ってどのような暮らしになるのかイメージをしてもらいました（**資料V-6**）。兄の保育所の送迎の時間帯にAちゃんが一人にならないように相談支援専門員に相談をしました。主介護者の睡眠や休息にも配慮が必要です。

＊なお，今回のN訪問看護ステーション資料については「Tamaステーション なる訪問看護」で使用している資料を参考にしています）

④Aちゃんに必要なケアが24時間，どのように準備されて実施され，後片付けができるのかなど，具体的なヒアリングも行います。そこに，Aちゃんの退院前の暮らしや家族の24時間についても聞き取ります。兄の通園のときに人手が必要，入浴ケアに

資料Ⅴ-6　24時間家族の暮らしシート

利用者氏名　　　　　　　様

時間	本人	退院後のAちゃんの世話	母	兄	父	必要な人手
4:00						
4:30			睡眠時間			
5:00			起床			
5:30						
6:00		おむつ交換 準備・見守り・後片付け				
6:30	ミルク120		朝食準備			
7:00	吸入			起床	起床	
7:30			朝食	朝食	朝食・出勤	
8:00			兄登園準備			
8:30		おむつ交換 準備・見守り・後片付け				
9:00	ミルク120			保育所登園		
9:30			兄の保育所送迎			兄の登園・入浴介助
10:00	お風呂	入浴介助				
10:30						
11:00			家事			
11:30						
12:00		おむつ交換 準備・見守り・後片付け		保育所		
12:30	ミルク120		昼食準備			
13:00			昼食		勤務	
13:30	吸入	吸入				
14:00						
14:30	遊び	遊び				
15:00						
15:30						
16:00		おむつ交換 準備・見守り・後片付け	兄の保育所お迎え	保育所下園		兄の保育所お迎え
16:30	ミルク120					
17:00						
17:30						
18:00			兄と遊ぶ			
18:30			夕食準備		帰宅	
19:00		おむつ交換 準備・見守り・後片付け	夕食			
19:30	ミルク120			夕食	夕食	
20:00				入浴	入浴	
20:30						
21:00	吸入	吸入	家事，入浴，明日の準備			
21:30						
22:00						
22:30		おむつ交換 準備・見守り・後片付け				
23:00	ミルク120		就寝			
23:30						
0:00						
0:30						
1:00			睡眠時間			
1:30						
2:00	体位変換など					
2:30						
3:00						
3:30						
4:00	体位変換など					

（参考資料：Tama ステーション なる訪問看護）

（梶原厚子・編著：子どもが元気になる在宅ケア．南山堂，東京，2017，p59. を一部改変）

は3人の人手が必要，24時以降から朝まで最低2回は何らかのケアが必要になると予測すると，母親の休息に対してのプランも必要であることがわかります。

⑤病院看護師と共に自宅に出向いて環境調整を行いました（ベッドの位置，ベッドと床どちらがよいかの検討，移動や安全性などについて十分に考えて呼吸器や医療備品をどのように設置するか，電圧の確認，室内および外出するときの安全な移動方法など）。病院の看護師は退院前訪問指導料を算定し訪問しますが，訪問看護には算定できるものはありません。しかし，専門病院の看護師と共に自宅を事前訪問することは外泊時や退院後のリスクマネジメントなどを行ううえで重要です。退院時共同指導計画をもとに確認をしていきます。

⑥在宅療養に向けた外泊を1泊2日で実施しました。事前の環境整備が適していたか，緊急時対応が実践的であるかどうかを再度確認することができました。本人や家族，きょうだいの表情などを感じとって，退院に対して前向きな気持ちになっていることを確信しました【訪問看護基本療養費Ⅲとして，外泊時の訪問看護を算定可】。

⑦N訪問看護ステーションでは，病院から得た情報と本人・家族から得た情報を統合して外泊や退院後に困らないように，または継続して情報収集に努めなくてはならないことを初回のアセスメントとして記録に残しています〔N訪問看護ステーションでは，0歳から成人まで状態像に合わせた初回のアセスメントシート（**資料Ⅴ-7**）を準備しています〕。

3. 病院看護師と訪問看護が介入して退院時共同指導や外泊時訪問看護を行う効果

入院中に早期に家族や本人と早期に信頼関係をつくることで，不安の軽減につながり，在宅サービスのスタートがよりスムーズになります。

看護師と看護師の連携が深まり，共通認識のもと退院に向けての指導ができました。

外泊の前に自宅に訪問し環境整備を行っていたため，安心して外泊ができました。外泊当日，自宅までの移動は介護タクシーを使い，病院から10分ほどで自宅に到着するため，訪問看護師は自宅で待ち受けていました。初めて自宅に帰って来るAちゃんと家族の喜びと漠然とした不安を一緒に感じながら，新しい家族との生活が楽しく明るいものになるように支援できました。

外泊中の様子も病院看護師に伝え，より具体的な退院支援につながりました。

資料V-7　初回アセスメントシート

初回アセスメントシート

●氏名　　　　　　　　　　　　　　　　　　●愛称

●生年月日

●診断名

●妊娠分娩歴

●出生時の状況：在胎週数（　　　　　　　）アプガー（　　　　　　　）
　　　　　　　　　　体重（　　　　g）身長（　　　　　cm）

●直近の　　　：体重（　　　　g）身長（　　　　　cm）

●感染症：有　無

●家族の受け入れや，家族の協力など

●病状の経過・現在の病状

●今後の見通しと治療方針
　　入院施設
　　在宅医

●感染時のエピソード（　　　　　　　　　　　　　　　　　　　　　　　　　　　　　　）

●ミルク（　　　　mL）（　　　　回）/日　　　　　　kcal　水分（　　　mL）/日
　嘔吐・努力性呼吸など気になること：
　離乳食に向けて気になること：

●排泄　　おしっこ：　　　　　　　　　　　mL
　　　　　うんち：浣腸　有　無　　　　回

●平均的体重増加：　　　　日で　　　　g 増加

●活動量：脈拍　　　　　　回以上が　　　　　　分間は大丈夫だが，それ以上は泣かせないなど

●ドクターコールの目安
　　体重増化　　　日で　　　g 増加
　　脈拍が　　　　回
　　SpO$_2$
　　その他
　　ドクターコールの方法：

●初回の通院とほかの病院との連携について

（参考資料：Tama ステーション なる訪問看護）

退院直後〜4週間

1. Aちゃんと家族を支えるサービス内容（週間スケジュール①）

訪問診療：週に1回

訪問薬剤：2週間に1回

訪問看護：毎日90分の訪問と30分の複数回訪問〔別表第8（p49, 表Ⅲ-2参照）該当者のため，毎日複数回訪問が可能〕

　内容：午前は90分で全身状態の観察，医療機器の点検と対応，肺ケア，入浴，発達を促すケア，気管切開や経鼻チューブ固定部分のケア，経管栄養や経口摂取，浣腸などを行い，午後からの30分は遊びの工夫やそれに伴う環境整備を行う。

　訪問看護全体を通じて発達支援を意識してサービス提供を行う（乳幼児加算を算定可）。

　24時間いつでも相談に応じて訪問看護できる体制を整備（24時間対応体制加算を算定可）。

相談支援専門員：今後利用を進めていく居宅介護の準備

＊平成30年度報酬改定で乳幼児加算は増額されました。

【気管カニューレの事故抜管時の対応】

　退院の翌日，病院で習った手順に沿ってカニューレ交換が実際にできるかどうか，家族と共にシミュレーションしました。翌週に訪問診療で交換が予定に入っていたので，

週間スケジュール①

	月	火	水	木	金	土	日
午前 9：00〜 　　10：30	訪問看護	訪問看護	訪問看護	訪問看護	訪問看護	訪問看護	訪問看護
午後 16：00〜 　　16：30	訪問看護	訪問診療 訪問看護	訪問看護	訪問薬剤 （隔週） 訪問看護	訪問看護		
夜間	訪問看護ステーションによる24時間対応 診療所の24時間対応						
その他	相談支援専門員は今後導入される居宅介護のサービス等利用計画の作成準備のために電話・訪問などで状況を確認						

まずAちゃんの母親が医師の見守りの下で交換しました。その後の交換時には訪問看護師も実施する予定です。

気管切開孔の状態は一人ひとり違いますから，抜けてしまったときや痰が詰まったときを想定して，家族が自信をもって対応できるように主治医に協力を得て実施できるようにしていきます。

普段からカニューレの抜管事故にならないように，かかわり方や対応方法を決めておきますが，もし事故に遭遇したときにはスムーズに気道確保されるように普段から安全管理を行います。

2. 退院後3週間が過ぎて医療評価入院

Aちゃんについて身体面，また家族の介護状況などの評価を行います。Aちゃんは，Y医療センターの退院した病棟へ1週間の医療評価入院を行います。

家族は，「緊張しながら3週間過ごしてきたので，Y医療センターでちゃんとAちゃんのことが介護できているか確認してもらいたいです。病棟のみなさんに会えるのも楽しみです」と一つの目標にしていたその日を楽しみにしていました。Aちゃんが入院してきた日には，受け持ち看護師を含めて多職種チームで評価します。

また，この医療評価入院では家族に休息をとってもらうことも大きな目的です。家族が安心して休息できるようにスケジュールを調整します。

3. 入退院支援の効果

訪問看護師からは情報提供書（訪問看護情報提供療養費3を算定可）が提出されました。病棟看護師は毎月の訪問看護報告書とこの情報提供書をもとに本人や家族から情報を得て，3週間ぶりに1人で入院するAちゃんを素早く把握できたとのことでした。看護と看護の連携や病院主治医などとの連携，そして入退院支援に役立ったということです。

訪問看護ステーションでは情報提供書を作成するにあたり，母親と日常生活の振り返りができて訪問看護計画の見直しにつながります。

4. 長時間訪問看護や複数回訪問看護の効果【長時間訪問看護加算・複数回訪問看護加算が算定可】

Aちゃんの訪問看護の滞在時間は朝9時からの90分を予定しています。しかし退院直後はAちゃんが看護師に慣れるために時間を要したり，環境整備や母親の話を聞くなど，実際の訪問時間が120分になることもあります。人工呼吸器が必要な子どもの

入浴介助や気管切開のケアを手際よく安全に，しかも楽しく行うためには長時間の訪問看護が必要です。夕方は兄の保育所のお迎えのために母親が外出するので，同日の複数回訪問看護で留守番看護も提供します。医療的ケアが必要な子どもたちと家族にとって，訪問看護師による長時間訪問看護や複数回訪問看護は暮らしを支える大切な看護といえるでしょう。

＊平成 30（2018）年度報酬改定で長時間訪問看護加算 3 日 / 週の対象児が 15 歳未満の超（準）重症児と 15 歳未満の別表第 8（p49，表Ⅲ–2 参照）に該当する小児へと拡大されました。

退院後 2 か月：
祖母が自宅に帰り 4 人だけの生活になった時期

1. A ちゃんを支えるサービスの内容（週間スケジュール②）

相談支援：サービス等利用計画

　　相談支援専門員が，A ちゃんの生活を支えるために必要となる福祉サービスや訪問看護の利用などを取りまとめた「サービス等利用計画」を作成します。

居宅介護：身体介護，通院介助

　　医療的ケアの 3 号研修（p82 参照）と実地指導を修了して医療的ケアが行えるようにします。

訪問看護：相談支援専門員と相談し，ケアプランにヘルパーとの同行訪問を位置づけて定期的に手技の確認をしたり，ケア会議に参加して医療的ケアに対する理解を深めるなど，安全で効果的な医療的ケアが提供されるように連携します。本人や家族が訪問

週間スケジュール②

	月	火	水	木	金	土	日
午前 9：00〜 　　10：30	訪問看護	訪問看護	訪問看護	訪問看護	訪問看護	訪問看護	
9：00〜 　　10：00	居宅介護	居宅介護	居宅介護	居宅介護	居宅介護	居宅介護	
午後 16：00〜 　　16：30	訪問看護		訪問看護	訪問看護			
16：00〜 　　17：00	居宅介護	居宅介護	居宅介護	居宅介護	居宅介護		
夜間	訪問看護ステーションによる 24 時間対応 診療所の 24 時間対応						
その他	相談支援専門員が家族の生活や居宅介護などの利用をまとめたサービス等利用計画を作成する						

看護師との信頼関係ができたら，家族の外出やレスパイトにも協力するために長時間の留守番看護も提供します。

2．訪問看護による看護・介護職員連携強化の効果（看護・介護職員連携強化加算を算定可）

退院カンファレンスのときから居宅介護サービスを利用する計画で，Ａちゃんを知ってくれる人を増やし外出時にも手伝ってもらおうと，相談支援専門員と家族は連絡を取っていました。在宅生活に慣れてケアもある程度統一されてきたので，登録喀痰吸引等事業者を登録しているＧ居宅介護事業所からヘルパーが訪問し，医療的ケアも含めてＡちゃんにかかわることになりました。今後Ａちゃんの活動の場所が増えていくと予測され，それらを支えるためには家族や看護師以外に医療的ケアを提供してくれる人材は大切です。Ａちゃんのケアの質の向上と居場所を増やすために，介護や保育に携わる人たちが医療的ケアをできるようにしていくためにも，看護師とヘルパーの連携の強化を進めていきます。

＊平成30年度報酬改定で医療保険における看護・介護職員連携強化加算が新設されました。

退院後3か月が過ぎて1歳2か月，家族が安定した時期

Ａちゃんは坐位が保てるようになりました。入浴介助も一人で大丈夫になったので，父親は一緒に入浴することが可能になりました（週末と火曜日・木曜日）。父親はそれが楽しみで，兄と3人で入浴タイムを楽しんでいます。

朝夕の兄の送迎にはファミリーサポートと母親の友人に頼めるようになり，訪問看護や居宅介護で留守番する時間は減りました。訪問看護は訪問時間帯を11時からとして離乳食に取り組むことにしました。

週に1回，作業療法士が訪問看護ステーションから訪問することになりました。椅子と机の調整や遊びを広げるようにかかわっていきます。

Ａちゃんを支えるサービス内容（週間スケジュール③）

- 訪問看護ステーションからの作業療法士の訪問
- 子ども子育て支援新制度のファミリーサポート
- 兄の友達の母親（兄の友達も自宅に遊びに来るようになりました。Ａちゃんをかわいがってくれます）

週間スケジュール③

	月	火	水	木	金	土	日
午前 9:00～ 10:30	訪問看護	居宅介護	訪問看護		訪問看護		
9:00～ 10:00	居宅介護		居宅介護		居宅介護		
11:00～ 12:00		訪問看護		リハビリ			
午後 16:00～ 17:00	居宅介護	居宅介護	訪問診療 居宅介護	居宅介護			
夜間	訪問看護ステーションによる24時間対応 診療所の24時間対応							
その他	ファミリーサポート							

1歳10か月

　寝返り，坐位，四つ這いになったり座り直したりできます。つかまろうとする力がついてきました。幼児向けのテレビを真剣に観ています。日中の活動の場を広げる時期が来ました。発達を促すためにも通いの場所を見つけましょう。

　児童発達支援センターに週1回から母子通園を始めました。送迎サービスがないためにタクシーを利用しています。療育が必要な子どもの子育てをしている同世代の母親と知り合いになりました。近所に児童発達支援事業所があり，2歳になってから，そちらにも通うようになりました。

1. Aちゃんを支えるサービス内容（週間スケジュール④）

- 児童発達支援センター
- 児童発達支援事業
- 日中一時支援（児童発達支援センターで短時間預かり）

　月曜日の午後は訪問看護と居宅介護が連続して訪問し，母親が自由になる時間をつくり，兄のお迎えのときには公園で遊んだり買い物を楽しんだりします。

週間スケジュール④

	月	火	水	木	金	土	日
午前 9：00～ 　　9：30	居宅介護	居宅介護	居宅介護	ファミサポ	居宅介護		
10：00～ 　13：00 （15：00）	児童発達支援センター （親子通園） 3時間		児童発達支援事業 （単独通園） 5時間		児童発達支援事業 （単独通園） 5時間		
11：00～ 　12：30		訪問看護		リハビリ			
午後 15：00～ 　16：30	訪問看護			訪問診療			
16：00～ 　17：00	居宅介護	居宅介護	居宅介護	居宅介護			
夜間	訪問看護ステーションによる24時間対応 診療所の24時間対応						
その他	児童発達支援事業における医療的ケアの提供が必須						

◉ 児童発達支援における医療的ケア児の受け入れ

　未就学の障害児や発達の遅れがある子どもが通所する児童発達支援には，主に医療的ケアを必要としない子どもが利用する類型（一般型）と，主に医療的ケア児を含む重症心身障害児を受け入れる類型〔重症心身障害型事業所（重心型事業所）〕があります。

　重心型事業所では，重症心身障害児が利用した場合の報酬単価が非常に高く設定されており，その条件として看護職員の配置が必須となっているため，Aちゃんのケースのように医療的ケアが必要な子どもであっても受け入れることが可能です。ただ，重心型事業所は設置数が非常に少ないため，住まいの近くに事業所が整備されていない可能性があります。また，高い報酬設定になるのは重症心身障害児だけですので，Aちゃんのケースのように医療的ケアが必要ではあるものの重症心身障害ではない場合，事業所としては十分な報酬が得られず，運営上のリスクを抱えることとなります。

　こうしたことから，平成30年4月の障害福祉サービス報酬改定で，高度な医療的ケアを要する子どもへの対応を実現するため看護職員を配置（増配）した場合の加算が設定されました（p76参照）。特に一般型事業所の場合は該当する子どもが一人でもいれば加算の対象となりますから，近隣の一般型事業所へ看護職員の配置を働きかけるなどの取り組みが求められます。

2. 退院時からかかわり続ける訪問看護の効果

退院のときから継続している訪問看護は，不安と期待，夢や希望，そのなかで揺れる家族の気持ちに寄り添いながら，この先もかかわり続けて，Ａちゃんと家族のよき理解者になるように心がけています。児童発達支援事業や日中一時支援事業などでＡちゃんが単独でサービス利用することも増えていく時期となり，それらの社会資源との橋渡しのために情報共有や医療の安全性を地域に伝えることも訪問看護の役割です。

子どものサービス利用は家族の意見を中心に提供されがちですが，Ａちゃんの場合は成長・発達のために社会資源を活用し，その結果Ａちゃんの家族全体が地域で暮らしやすくなっていきます。これらの支援をチームで進めていく際に，退院のときからかかわり続ける地域密着型で社会資源をよく知る訪問看護ステーションがあることはＡちゃんのためにも地域のためにも大いに役立ちます。

◉ 保育サービスにおける医療的ケア児の受け入れ

医療的ケア児を育てる保護者が両親とも就労している場合，復職に合わせた保育サービスの利用が欠かせません。しかし，障害児福祉サービスでさえ看護職員の配置が十分とはいえない現状にあって，一般的な保育サービスにおける看護職員の配置はきわめて限定的です。

そのため，国では「医療的ケア児保育支援モデル事業」を開始し，保育サービスにおける看護職員の配置を進める施策を進めています。事業の柱は主に次の3点です。

①都道府県や市区町村が看護職員（看護師，准看護師，保健師，助産師）を雇用して保育所などへ派遣する
②保育士などが認定特定行為業務従事者となるための研修〔いわゆる3号研修（p82参照）〕を受講するように支援する
③派遣された看護職員を補助し，医療的ケア児の保育を行う保育士を配置する

なお，派遣対象の施設は保育所，認定こども園，家庭的保育事業所，小規模保育事業所，事業所内保育事業所で，通園型の保育サービス事業所はすべて対象となっています。

このなかでも注目すべき取り組みは②で，この事業では単に看護職員を保育所などへ派遣するだけでなく，受け入れ園の保育士などが「3号研修」を受講することを支援することになっています。この事業により，医療的ケアを提供可能な保育所などが拡大していくことが期待されます。

また，こうした動きに先んじて，既存の仕組みを活用して医療的ケア児の保育を提供しようとする動きもあります。例えば，子ども子育て支援法に基づく保育サービスには「居宅訪問型保育」という類型があります。これは保育者を自宅に派遣して個別保育を提供するものですが，派遣する保育者が看護職員であれば（もしくは，保育士などと看護職員をセットで派遣すれば），医療的ケア児に対応した保育サービスとすることができます（p27，表Ⅰ-6参照）。

● 社会福祉法人むそう「ほわわ瀬田」での取り組み

　Aちゃんの母親のように仕事をしたいと考える家族はたくさんいます。しかし現状の障害福祉サービスでは母親の就業を応援するようなサービスはありません。

　そこで，社会福祉法人むそうでは障害福祉サービスだけではなく，子ども・子育て支援新制度も利用できるように居宅訪問型保育を行うことにしました。就労する家族が自宅を出る朝8時から帰宅する夕方6時までの間，保育士が自宅などに滞在します。日中活動の場所として，児童発達支援事業所に通うことも可能です。その場合は居宅訪問型保育を担当する保育士も同行します。近所の保育所の園庭開放や児童館などにもAちゃんを連れ出して子どもらしい暮らしを広げていくことができるサービスです。

 ## 2歳6か月

　母親の育児休業の終了日が近づいてきます。退職するか，時間短縮で仕事に戻るのか思案中です。

　日中はスピーチバルブをつけて過ごせるようになりました。気道の乾燥を予防するために生理食塩液の吸入回数が増えましたが，吸引は食後に1～2回程度です。昼寝の時間には人工呼吸器が必要です。人工鼻にすると唾液のたれ込みが増えるので，児童発達支援事業所にも人工呼吸器を持って通っています。

　児童発達支援事業所は10～15時です。母親が仕事に行くには8時に自宅を出て，帰りが17時30分～18時ごろになります。

 ## 就学以降

　Aちゃんは気管切開孔がある状態で就学を迎えました。日中はスピーチバルブで過ごし，人工呼吸器の使用は夜間だけです。会話やコミュニケーションに困ることはありません。バッグ・バルブ・マスクは常に持っています。吸入や吸引は自分でもできるようになりました。

【小学校から高校までの生活】

　Aちゃんは小学校3年生のときに気管切開孔を閉じることができました。学校では介助員が付き添っています。室内歩行は可能ですが，移動距離が長いときには介助式の車椅子を使います。

　訪問看護は1か月に1～2回利用しています。Aちゃんの身体のことについてセルフ

◉ 学校教育における医療的ケア児の受け入れ

　学校教育，とりわけ特別支援学校（養護学校）においては，以前から医療的ケアを必要とする重症心身障害児への教育が行われていました。ただ，学校において医療的ケアを行う体制が整っているケースは少数派で，多くの場合は保護者が学校へ付き添って医療的ケアを提供するか，自宅へ教員が訪問する「訪問教育」の形態が中心でした。

　こうした状況を改善するため，国では「医療的ケアのための看護師配置事業」を実施しています。これは，国からの補助を受けて自治体や学校法人が看護師を雇用して，特別支援学校や地域の小中学校などへ配置して医療的ケアを実施するとともに，その看護師を近隣の学校や幼稚園などにも巡回・派遣することができるものです。直接の雇用だけでなく，医療機関や訪問看護ステーションへの委託も認められています。平成30年度は1,500人分の配置予算を計上しています（補助率は1/3）。

　また，医療的ケアに精通した医師を指導医として派遣するなど校内支援体制を構築するとともに，学校において高度な医療的ケアに対応するための医療的ケア実施マニュアルを作成するなどの取り組みを進める「学校における医療的ケア実施体制構築事業」も実施されています。

ケアができるよう訪問看護師が相談にのっています。訪問看護を利用したいかどうかはＡちゃんと主治医とで決めることになっています。小学校ではプールや運動会，宿泊学習のときに訪問看護や主治医との連携が役立ちました。

　Ａちゃんが中学生のときには「一人で遠くに行きたい」とか「大人になったらどんな職業に就けるんだろう」など家族には相談しにくいことを話してくれました。

　高校は志望校に入学できました。修学旅行が海外のため，国内のフライトを経験し準備しました。高校生活では訪問看護の利用は1年間で7日程度でしたが，訪問看護師は学校や介助員との情報共有やＡちゃんが家族の留守中に一人で留守番をするときの24時間対応の相談者となるなど，Ａちゃんの自立への手助けができました。

訪問看護で出会う子どもたち

Bちゃん

養育困難な状況にある乳児

　入退院支援の対象でもあり病院からの継続看護として訪問看護が必要なケースです。医療保険と乳児医療を使って週に3日訪問があります。

　Bちゃんには3歳年上の姉がいて，母親はADHD（注意欠如多動性障害）の傾向があるため，姉のことに気をとられているとBちゃんの授乳やおむつ交換のことを忘れてしまうことがあるようです。姉の育児のときは祖母の支援があり，特に保健師らの介入はありませんでした。しかし今回は祖母の体調不良のために支援が受けられず，療育困難性が高いと判断されました。

　父親は母親が混乱している様子を察知しており，「気軽に24時間育児相談ができて，困ったときには自宅に訪問する看護師がいる」との病院看護師から情報により，利用したいと希望しました。

　在宅がスタートすると，Bちゃんの嘔吐や便秘への対応，姉への気遣いで母親の不安が強くなり，週に3日の訪問看護ではBちゃんの養育環境が改善されないと判断し，特別訪問看護指示書（p51参照）の交付を受けて2週間毎日訪問看護を提供することになりました。Bちゃんの表情や泣き声で空腹や不快感，喜んでいる様子などを看護師から説明して理解を促したり，育児の手技や時間への配慮について，母親が気づきやすいように絵表示やタイマーなどを活用して環境調整を行いました。保健師と子ども家庭支援センターとが情報を共有しながら，この家族をエンパワメントしていくためにはどのような支援があればよいのかなど，ケア会議を開催しチームで支援を進めていきます。

　生後3か月が過ぎて，両親とケアにかかわる支援チームが保育所への入所が最善であろうと考え，兄が通っている保育所を検討することになりました。養育困難を抱える家族の原因はさまざまなので，「何かおかしい？」と感じたら，訪問看護ステーションに相談するとよいでしょう。

Ⅴ 事例

Cちゃん　低酸素脳症で脳性麻痺の重症心身障害児

　医療デバイスがない重症心身障害児で，NICUからの退院で訪問看護への依頼はなく，在宅生活がスタートしました。

　生後4か月で退院して，反り返りが強く抱きにくい，なかなか泣きやまないなどのことから母親は育児不安になりました。泣いている子どもを抱こうとすると反り返ってしまうため，この子は自分のことを求めていないような気持ちになったそうです。

　筋緊張が強い，感覚に過敏性がある，反り返るなどの症状は療育的なアプローチが重要ですから，訪問看護の対象になります。訪問看護ステーションには理学療法士，作業療法士，言語聴覚士などが配置されているところもあり，多職種でかかわることができます。

　Cちゃんの場合は，予防接種のために受診している小児科クリニックの外来看護師が訪問看護の利用を提案して，利用へとつながりました。基幹病院では抗てんかん薬と筋弛緩薬の投与を受けているので，医師同士が診療情報提供書による連携や顔見知りになる機会もあり，Cちゃんを通じて人の輪ができていきます。

　訪問看護は成長・発達への支援と状態を安定させて外出しやすい環境を整えて，通園や外来で療育やリハビリテーションを受けるための連携も進めていきます。

　重症心身障害児は医療デバイスがあるなしにかかわらず，「気になる子ども」「気になる母親・家族」には早期から訪問看護が介入しておくとよいでしょう。

Dちゃん　通学を希望している脳腫瘍の小学生の男子

　Dちゃんは外科的治療を行った後に放射線治療と抗がん剤治療が併用されて，一時的にADLが回復し退院することになりました。今後の治療は難しく，今は元気なのに必ず再発に見舞われ，つらい思いをすると知りながらの在宅スタートになります。

　退院時に訪問看護や訪問診療の利用を勧める前に，本人や家族がもっている在宅医療のイメージがどのようなものかを把握しておく必要があります。

　訪問看護を利用することが看取りであるととらえてしまい，受け入れられない場合があります。訪問診療の利用によって主治医が変わるのではないかと不安が強くなることもあります。在宅医療のなかでも訪問によるリハビリテーションの提案は喜ばれることが多いので，Dちゃんには訪問看護ステーションに所属する理学療法士と看護師の訪問を先行して導入し，その後，早期に在宅療養支援診療所と訪問薬局を利用するという計画です。

　いよいよ在宅生活がスタートしました。Dちゃんは「退院したら学校で友達に会いたい」と思っています。体調がよく体力も回復し，短い距離なら歩けるようになり，自信もついて通学を再開しました。そのような生活が3か月ほど経過したころ，疲れが目立つようになり，靴箱から教室までの距離を歩くことができなくなりました。下肢にも力が入りにくくなり，病状は徐々に進行しています。しかし，通学したいという強い希望があり車椅子を準備することになりました。

　小児慢性特定疾病による日常生活用具給付等事業の制度（p80, 表Ⅳ–2）を活用して，車椅子のレンタルか給付を受けることにしました。しかし，すぐに車椅子を手に入れることは困難であると訪問看護師は予測し，地域包括支援センターに高齢者無料貸し出し用の車椅子をすぐに利用できるよう手配していました。理学療法士がクッションなどでDちゃんの身体に合うように工夫しました。その後，Dちゃんが選んだ身体にぴったりの車椅子が届き，最期のときを迎える1か月前まで通学することができました。

Eちゃん　染色体異常で短命と告げられた乳児

　Eちゃんは先天性染色体異常で，入院していても積極的な治療方法がなく，経管栄養の経鼻チューブを挿入し，そのほかの医療行為は何もせずにモニターも必要ないということで退院支援が始まりました。家族は急変時には気管挿管や胸骨圧迫は望まないということです。退院した後も痛い思いをさせるよりは，何もしないでそっと見守ることがEちゃんのためになるのではないかと考えているようでした。

　GCUから小児科病棟に転棟し，院内外泊を経験した際に初めてモニターがない環境を体験し，母親は不安で一睡もできませんでした。退院時にはモニターと在宅酸素を準備することになりました。

　退院して1か月が過ぎたころ，Eちゃんが泣きやまないのはミルクが足りないからではないかと母親は感じていました。Eちゃんの空腹の訴えをキャッチできた母親はとてもうれしそうでした。そのころから，Eちゃんの具合が悪くなったときのことや緊急時の対応について「何もしない」ということに両親は疑問をもち始めました。

　訪問診療のかかりつけ医と訪問薬局のかかりつけ薬剤師，訪問看護ステーションの担当訪問看護師がEちゃんの自宅に集まってケア会議を行い，家族の気持ちはどんどん変化してよいこと，その変化は，緊急時に搬送される基幹病院と共有すること，診療情報提供や訪問看護情報提供により外来や入院時にはいつでも確認ができること，緊急時にもその確認ができる体制にあることなどを話し合いました。

　短命であるといわれた子どもが成人しているという情報などもたくさんあります。それらの情報をもっている親の会を紹介しました。Eちゃんの両親は親の会に参加し，全国に住んでいる同じような病気の子どもたちのことを知ることができて，将来を描けるようになりました。もしかすると，突然にEちゃんを亡くしてしまうこともあるかもしれないけれど，子どもらしく生きていくことが大切なのだと考え，その時々に緊急時の挿管や胸骨圧迫のことも考えていくことにしようと決めたそうです。

資料Ⅴ-1　神奈川県立こども医療センターの在宅用人工呼吸器（TPPV）ケアチェックシート

在宅用人工呼吸器（TPPV）ケアチェックシート

医療者用

ID：　　　　氏名：　　　　生年月日　年　月　日　登録日　年　月　日　　　主科：　　主治医サイン：　　　在宅医療審査会座長サイン：

	STEP 0　在宅検討期（　年　月　日～　年　月　日）	STEP 1　院内外泊準備期（　年　月　日～　年　月　日）			STEP 2　自宅外泊準備期（　年　月　日～　年　月　日）	STEP 3　退院準備期（　年　月　日～　年　月　日）	STEP 4　在宅移行期（　年　月　日～　年　月　日）	
	在宅移行導入検討	意思確認	課題抽出	技術習得	自宅外泊準備	退院準備	退院	生活状況確認　在宅医療の安定化
プロジェクトチームの目標	在宅移行意思決定を保護者と院内職員で検討	在宅移行意思決定を保護者と院内職員で決定。プロジェクトチームの紹介	プロジェクトチームで情報共有を・在宅移行までの課題を抽出	院内外泊に向けて家族への技術指導	院内外泊後の評価と自宅外泊準備	自宅外泊後の評価と退院準備	退院	在宅医療開始後の課題抽出・在宅生活の安定化／医療評価入院
患者・家族	□退院に向けて話し合い／□退院後の医療ケアの確認／□退院後の大まかなイメージをもつ	□人工呼吸器の説明を受ける	□退院後の生活の問題点・課題を確認／□必要な機器の購入・レンタルの情報を受ける／□在宅サービスの検討／□福祉サービスの情報提供	□ケアの手技・緊急時の対応を習得する	□子どもの体調や症状を把握できる／□院内外泊中の不安点を確認／□退院前共同カンファレンス／□人工呼吸回路交換／□各種申請を行う	□自宅外泊後の不安点を確認／□緊急時の対応・連絡先を確認／□在宅物品の入手方法の確認／□機器のメンテナンスの確認／□ほかの医療機関（受診先）の確認／□災害についての対応策を知る	□お子様の状態や様子を把握／□安全に退院／□次回外来の確認	□退院後訪問	□外来受診／□退院後の生活での不安、疑問などを相談／□医療評価入院
医師（　　科）	在宅呼吸器の必要性を判断、在宅医療支援室・相談室への連絡、情報共有	□病状・在宅呼吸器の必要性について家族へ説明、意思確認／□MEに人工呼吸器説明を依頼	□在宅人工呼吸器の申請書・同意書を医事課に提出／□器材の手配、呼吸器設定調整、ケア内容の調整／□緊急時にどう搬送するか親との情報共有（二次病院の調整）	□導入される医療ケアの内容と方法を家族へ説明／□家族の手技により病状が維持されるか評価／□カニューレ交換指導	□ケア内容や方法に問題があるか評価／□緊急時の受診の目安（呼吸・全身状態）の説明／□緊急受診の方法（自家用車・タクシー・救急車など）の説明／□自宅外泊可能か判断　□退院前共同カンファレンスの資料作成／□人工呼吸器1回目回路交換の調整（家族・呼吸器業者）立ち合い／□自宅外泊の日程が決定したら呼吸器業者へ連絡	□外泊後の確認／□医療ケア内容評価（吸入・体位・排痰ケア・注入時間・注入量など）／□退院前の病状・注意事項の説明／□最終呼吸器設定の確認追加	□診療情報提供書の作成／□訪問看護指示書の作成／□退院サマリーの作成	□退院後家族訪問／□医療評価入院中の確認事項（　　）／□退院後の病状確認／□医療評価入院中の確認事項（　　）／□往診医、訪問看護との連携／□医療ケア意見書（学校へ）
病棟看護師（　病棟）	①患者・家族の情報収集　②医療ケアの情報収集・NPPV・HOT・気管切開・経管栄養、胃瘻・入院前の発達段階、ADL・通園、通学について・通学の距離、バリアフリーの有無・家族構成、キーパーソン・患者・家族の病状の受け止め方の把握・在宅支援室、相談室との連携確認・社会資源の利用状況の確認・プライマリナースを決定する	□ケアシートの説明／□医師の説明および意思確認に同席／□患者・家族の意思、思いの確認／□患者・家族の理解、反応／□医療者カンファレンスの開催／□カンファレンス構成メンバーの確認	□患者・家族のQOL、ADLの評価・現在のADL・退院に目指す状況および課題・自宅環境設定調整・24時間ケア表・自宅見取り図	□人工呼吸器の管理／□吸引（口鼻腔、気管内）／□カニューレ交換指導	□院内外泊後課題評価／□不足している技術の再確認／□在宅の環境に合わせたケア方法の指導・呼吸器回路の固定方法・自宅環境・呼吸器設置場所・在宅療養指導管理料の確認（在宅医療支援相談）・診療材料・自費購入物品・救急蘇生指導・在宅で起こり得る異常や緊急時の対応について指導と理解の確認／□退院前共同カンファレンス／□復学支援／□退院前訪問	□自宅外泊後評価／□不足している技術の再指導／□自宅環境確認／□必要物品購入確認／□退院前訪問／□外来看護師への情報提供／□看護サマリーの作成	□退院処方に添付されている薬剤情報提供書をお薬手帳に貼るための案内／□退院後訪問／□看護サマリー完成／□医療評価入院日程調整	□全身状態観察／□在宅での課題抽出／□課題の解決・調整
在宅医療支援室（　　）	□在宅移行への意思確認を踏まえて医療者間カンファレンス（主治医・病棟看護師・相談室・支援室・その他）／□家族の意思確認	□プロジェクトチームカンファレンス・プロジェクトチーム紹介／□家族の理解度・反応把握・在宅呼吸器をつけた生活をイメージすることができるか・在宅呼吸器の受け入れ・在宅用パンフレット・DVD（家族と一緒に楽しいね）を用いながら在宅生活を紹介	□住環境の確認・間取り・電力・医療配置場所	□緊急時・災害時に向けた準備・電力会社、救急隊に家族が連絡を行うよう促す・手動式吸引器購入・呼吸器バッテリー時間の調整（購入品と調整）・吸引器バッテリー時間の確認	□院内外泊の課題抽出・家庭で継続できるケアになっているか（注入時間、睡眠時間、吸引回数など）／□在宅関連地域合同カンファレンス・地域支援の役割確認・災害時の対応編「災害時要援護者対策」について／□退院前訪問／□在宅療養指導管理料の確認／□緊急時・災害時の準備・持ち出し物品の案内、安心ノートの勧め	□自宅外泊後の課題抽出／□呼吸に関すること（アラーム、加湿、電源、電圧、配置など）／□吸引間隔・体温管理・栄養・睡眠・入浴・移動・動線／□自宅外泊後にケア修正が行われた場合、在宅医・訪問看護に連絡／□持ち帰り診療材料確認／□家族からの前向きな発言、疲労度／□病棟に退院時サマリーを訪問看護に送付できるように完成を依頼／□レスパイトの情報提供	□医療評価入院日を確認／□看護サマリーを訪問看護へ／□看護概要をケア修正が行われているか家族から得る／□退院後訪問／□在宅に生活状況を確認（初回外来）	□医療評価入院後退院後カンファレンス・その人らしい生活が送られているか・本人の笑顔や喜び・家族からの前向きな発言、疲労度・医療機関の引き継ぎ・在宅療養において困っていることの有無
	□家族の理解度・反応把握	□生活状況・ニーズの確認・評価	□地域支援調整／□必要な在宅医療機器の確認		□院内外泊の課題抽出／□退院前共同カンファレンス／□退院前訪問			
医療福祉相談室（　　）	【社会資源について現状確認】①医療関係　②福祉制度　③福祉サービス　ステップ1参照 ⇒ ④家族　⑤その他	【社会資源について　進捗状況の確認】①医療関係　□小児医療（有・無）□小児慢性特定疾患（申請中・済）□指定難病（申請中・済）□重度障害者医療費（有・無）②福祉制度　□障害者手帳（申請中・済）□小児慢性特定疾患児（申請中・済）□障害児福祉手当（申請中・済）□重症心身障害児認定（有・無）③福祉サービス　□移動手段（自家用車・介護タクシー・ほか）□レスパイト（施設・メディカルショートステイ・医療評価入院）□ヘルパー（有・無）□訪問入浴（有・無）④家族　□家族構成・キーパーソン把握⑤その他　□ケースごとに必要なもの（　　）□地域独自の制度（申請中・済）			【社会資源について　自宅外泊前に残っている課題確認】①医療関連　□小児医療（有・無）□小児慢性特定疾患（申請中・済）□指定難病（申請中・済）□重度障害者医療費（有・無）②福祉制度　□障害者手帳（申請中・済）□小児慢性特定疾患児（申請中・済）□障害児福祉手当（申請中・済）□重症心身障害児認定（有・無）③福祉サービス　□移動手段（自家用車・介護タクシー・ほか）□レスパイト（施設・メディカルショートステイ・医療評価入院）□ヘルパー（有・無）□訪問入浴（有・無）④家族　□家族構成・キーパーソン把握⑤その他　□ケースごとに必要なもの（　　）□地域独自の制度（申請中・済）	□自宅外泊後の課題抽出／□福祉サービス最終確認・関係機関と最終調整	□関係機関に退院日連絡	□家族より状況確認／□各職種間との情報交換／□サービスの再調整／□通学状況の確認
購入物品（申請中か購入済みか）	【現状の確認】□電動吸引器（有・無）□吸入器（申請中・済）□バッグ・バルブ・マスク（有・無）□手動吸引器（有・無）□バギー・車椅子・カーチェア（有・無）※PTと調整　□ベッド（有・無）	【進捗状況の確認】□電動吸引器（申請中・済）□吸引器（申請中・済）□バッグ・バルブ・マスク（申請中・済）□手動吸引器（説明済・購入済）□（PTと調整）バギー・車椅子・カーチェア（作成・院内）□ベッド（申請中・済・レンタル）			【自宅外泊前に物品が揃っているか確認】□電動吸引器（申請中・済）□吸引器（申請中・済）□バッグ・バルブ・マスク（申請中・済）□ベッド・マット（申請中・済・レンタル）□手動吸引器（説明済・購入済）□（PTと調整）車椅子・バギー・カーチェア（作成・院内）	□【PTと調整】車椅子・バギー・カーチェア（作成・院内）／□手動吸引器（説明済・購入済）		
住環境について		□自宅環境確認／□住宅改修の検討（スロープや浴室・手すり）　□その他			□自宅環境確認／□住宅改修の検討（スロープや浴室・手すり）□その他	□自宅環境確認／□住宅改修の検討（スロープや浴室・手すり）□その他		
外来看護師（　看護師）	※外来で導入が検討される場合／□患者・家族の情報収集／□必要な医療ケア情報収集／□在宅支援室・相談室と連携確認	□病棟看護師との情報共有			□病棟看護師との情報共有／□在宅審査会で得た情報を外来看護師間で共有／□退院前共同カンファレンスへの参加（患者家族と顔合わせ）または退院前病棟訪問	□病棟からの申し送りを受ける（退院前共同カンファレンスに参加できた場合は病棟と確認を決める）／□外来・救急外来受診方法案内（初めての自宅退院の場合）	□退院後訪問（必要時）／□退院前病棟訪問（患者・家族と顔合わせ）	□退院後初回外来診察時、在宅での課題・検討、必要時指導
その他院内ME・PT・OT・栄養科・薬局		【ME】担当医の指示を受け、ご家族に在宅人工呼吸器の説明、資料配付／【PT・OT】移動手段・バギー、車椅子検討□チャイルドシート検討　□呼吸器の積み込み検討・バギー・車椅子／【栄養科】栄養アセスメント・栄養指導の確認（必要時NST介入）・家族に栄養指導が必要な場合は医師より栄養指導／【薬局】□薬剤の服用状況の確認　※指導が必要なときは医師から服薬依頼			【PT・OT】移動手段・車椅子、バギー・チャイルドシート・呼吸器の積み込み・バギー、車椅子、車・車への積み込み、バギー、車椅子・住環境確認・入浴場所・トイレ、階段、トランスファー・間口・動線・コンセント・退院前地域合同カンファレンス／【薬局】□外泊に向けた内服指導→指導が必要なときは医師から服薬指導依頼／【栄養科】□退院前共同カンファレンス			【栄養】栄養アセスメント・栄養指導の確認（必要時NST介入）
呼吸器業者	【現状の確認】	□医師からの依頼によりご家族に呼吸器の説明・指導（回路交換・緊急連絡先を伝える）			□自宅外泊時に自宅に呼吸器設置		□呼吸器の定期点検・備品補充	
行政機関など	□ケースワーカー（有・無）□保健師（有・無）□相談支援員（有・無）□その他（有・無）	【相談室より介入依頼・情報提供】□ケースワーカー（　：調整中・済）□保健師（　調整中・済）□相談支援員（　：調整中・済）□その他（　調整中・済）			【相談室より介入依頼・情報提供】□ケースワーカー（　：調整中・済）□保健師（　調整中・済）□相談支援員（　：調整中・済）□その他（　調整中・済）／□退院前共同カンファレンス		□退院後訪問または電話確認	
訪問看護・リハビリテーション	□訪問看護ステーション（有・無）□訪問リハビリ（有・無）	□訪問看護ステーション（調整中・済）□訪問リハビリ（調整中・済）			□退院前共同カンファレンス　□退院前訪問	□自宅外泊訪問	□初回訪問	□退院後訪問
医療機関	□二次病院（有・無）□一次病院（有・無）□訪問診療（有・無）□訪問薬剤（有・無）	□二次病院（調整中・済）□一次病院（調整中・済）□訪問診療（調整中・済）□訪問薬剤（調整中・済）			□退院前共同カンファレンス		□初回診察	
教育・療育関係者	【現状の確認】□学校（　　）□保育所（　　）□幼稚園（　　）□療育センター（　　）□放課後等デイサービス（　　）	【相談室より介入依頼・情報提供】□学校（　：調整中・済）□療育センター（　：調整中・済）□放課後等デイサービス（　：調整中・済）□その他（　：調整中・済）			【相談室より介入依頼・情報提供】□退院前共同カンファレンス／□学校（　：調整中・済）□療育センター（　：調整中・済）□放課後等デイサービス（　：調整中・済）□その他（　：調整中・済）			
備考（課題・問題点など）								

【医事課】診療材料や在宅療養指導管理料の確認　[入院中にとれる診療報酬]○退院前訪問指導料：入院中に1回（入院後早期に退院前訪問指導の必要があると認められる場合は、2回）○退院前共同指導料2：入院中に1回（別に厚生労働大臣が定める疾病等の患者については、当該入院中2回）

【退院後】在宅療養指導管理料：初回月1回（最低1回のみ外来受診要）○在宅療養指導料：必要に応じて、初回月2回、以降1回まで○退院後訪問指導料：退院した日から起算して1カ月以内に5回まで

在宅にかかわる主な診療報酬

資料Ⅴ-3　神奈川県立こども医療センターの在宅用人工呼吸器（TPPV）家族向けケアチェックシート ～退院までのみちのり～

_____ 様　　在宅用人工呼吸器（TPPV）家族向けケアチェックシート　～退院までのみちのり～

＊院内スタッフ・関係機関が，ご家族と共に各ステップごとに状況確認・検討を行っていきます。

＊ご不安なことや，心配なこと・疑問点などがあれば，いつでもご相談ください。

＊状況により，内容は変わります。進行状況を知る手がかりとして，項目を追加・削除しながら，ご活用ください。

◆院内スタッフ　医師（　　　　　科：　　　　）（　　　　科：　　　　）（在宅医療審査会：　　　）
病棟看護師（　　　　　）　外来看護師（　　　　　）　在宅医療支援室（　　　　　）　医療福祉相談室（　　　　　）
ME（　　　　）PT（　　　　）OT（　　　　）栄養科（　　　　）その他（　　　　）

STEP 0	STEP 1　院内外泊準備期			STEP 2　自宅外泊準備期		STEP 3　退院準備期		STEP 4　在宅移行期	
在宅検討期	意思確認	課題抽出	技術習得	院内外泊	在宅に向けた外泊準備	自宅外泊	外泊時の状況の確認	退院	初回外来～在宅医療開始
					退院前共同カンファレンス　月　日（　）				
				月　日（　）	月　日（　）	月　日（　）		月　日（　）	
□退院に向けて話し合い　□退院後の医療ケアの確認　□退院後の大まかなイメージをもつ　□現在利用している制度・関係機関を病院スタッフと確認	□プロジェクトチームと会う　□ケアシートの説明を受ける　□家族が覚えるケアについて説明を受ける　□お子様のケアに参加　□人工呼吸器の説明を受ける→（□医師 □ME □業者）	□退院後の課題を確認　・負担の大きい事柄・時間帯など　□自宅環境の確認　・自宅見取り図　・24時間ケア表　□呼吸器の同意書にサイン	□お子様の体調や症状を把握できるようになる　□ケアを習得する　・退院時ケアマニュアルより　□鼻口腔吸引 □気管切開 □経管栄養 □在宅酸素 □間欠導尿 □胃瘻　□外泊時・緊急時の対応を習得する	□外泊中の不安点の確認 □外泊時の疑問の解消　□ケアの実施　□在宅物品の入手　□機器のメンテナンスの確認　□退院後にかかわる関係機関の確認（下表）　□ほかの医療機関の確認		□外泊中の不安点の確認 □外泊時の疑問の解消　□ケアの実施　□お子様の状態や様子を把握　□機器・在宅物品の確認　□緊急時の対応・連絡先を確認　□災害時の対応策を知る　□災害時要援護者登録　□関係機関・ほかの医療機関について最終確認		□安全に退院　□次回外来の確認　□診療材料・在宅物品を持ち帰る	□外来受診　□退院後の生活での不安・疑問などを相談　□必要時，関係機関に連絡
				★退院前訪問　月　日（　）				★退院後訪問　月　日（　）　★医療評価入院　月　日（　）	
	□在宅支援サービス・福祉サービスの情報提供を受け，検討する　□各種，申請などを行う　□必要な機器のレンタル・購入								

在宅医療審査会

ご家族サイン：

関係機関	名称	電話	担当者
役所			保健師
			障害担当
児童相談所			
訪問看護			
かかりつけ病院			
かかりつけ診療所			
その他（　　　）			
その他（　　　）			
その他（　　　）			

～ MEMO ～

在宅医療審査会座長サイン：

《製作スタッフ》
カバー・表紙デザイン　アメイジングクラウド株式会社
本文デザイン・DTP　　アメイジングクラウド株式会社
イラスト　　　　　　　大弓千賀子

JCOPY 〈（社）出版者著作権管理機構 委託出版物〉

　本書の無断複写は著作権法上での例外を除き禁じられています。
複写される場合は，そのつど事前に，下記の許諾を得てください。
（社）出版者著作権管理機構
TEL. 03-3513-6969　FAX. 03-3513-6979　e-mail：info@jcopy.or.jp

診療報酬まるわかり
小児の入退院支援と
訪問看護 実践ガイド

定価（本体価格 1,800 円＋税）

2018 年 10 月 1 日　第 1 版第 1 刷発行

著　者	梶原厚子，萩原綾子，又村あおい
発行者	佐藤　枢
発行所	株式会社　へるす出版
	〒164-0001　東京都中野区中野 2-2-3
	☎(03) 3384-8035〈販売〉
	(03) 3384-8155〈編集〉
	振替 00180-7-175971
	http://www.herusu-shuppan.co.jp
印刷所	三報社印刷株式会社

© 2018 Printed in Japan　　　　　　　　　　　　〈検印省略〉
落丁本，乱丁本はお取り替えいたします。
ISBN 978-4-89269-961-0